어린이를 위한

라인댄스

한국초등무용학회편
김 두 련 지음

서 문

미래는 창조와 감성의 시대로 세계적인 선진국들은 인재양성에 초점을 맞추면서 꿈과 감정들을 미래 사회에 키워드로 내세우고 있다.

어린이들은 스스로의 지각이 움직임을 통해 성장되고 바른 움직임교육을 통해 꿈과 감정을 키우고 참다운 인간형성을 이룰 수 있다. 그런 의미에서 라인댄스는 무용이나 체육에 첫 발을 내딛는 어린이들에게 훨씬 재미있고 편하게 다양한 학습 방법을 제공해 줄 수 있다.

새로운 라인댄스 수업을 통해 어린이들은 모험과 발견의 즐거움으로 가득차고 배우는데 대한 새로운 도전으로 마주하게 되리라 본다. 본서는 이론과 실기편으로 구성되어 있으며 이론편에서는 모두 4개의 장으로 구성되어 있다.

제1장, 2장에서는 움직임의 일반적 이해를 위해 움직임 교육의 개념과 창작무용의 교육적 가치를 제시하여 움직임 교육이 어린이 교육에 중요한 이유를 설명하였다. 제3장 어린이를 위한 라인댄스로 라인댄스의 정의 및 왜 라인댄스가 어린이 교육에 필요한지 의미를 제시하였고, 라인댄스의 교육적 가치를 들어 그 중요성을 설명하였다. 제4장은 단계별 라인댄스의 특징을 초급, 중급, 고급의 단계로 설명하였다.

실기편으로 1. 초급을 위한 스텝 2. 라인체조 3. 라인댄스작품 4. 영어를 위한 라인댄스 5. 기구를 이용한 라인댄스 편으로 구성하여 실기를 통한 기술을 연마할 수 있게 하였다. 6. 어린이들의 창의력 개발을 위한 것으로 브레인 댄스, 요가, 영재를 위한 창의적인 움직임으로 여러가지 움직임의 예를 제시하였다. 7. 마지막으로 '독도는 우리 땅'을 라인댄스 형태로 한국적 춤사위를 만들어 누구나 함께 따라할 수 있게 만들었다.

이제 라인댄스는 미국적 내용의 수용뿐 아니라, 한국의 라인댄스의 소재를 개발하여 연령에 맞는 다양한 활동이 필요하다. 그런 의미에서 한국적 소재로 만든 어린이를 위한 라인댄스가 창의력을 개발하고 미래로 나아가는 어린이들의 지침서가 되길 바란다.

지금 코로나19로 인해 세계적으로 국가경기가 어렵고 만나는 것이 힘든 상황이지만 우리 모두가 이 시기를 잘 극복해 나가기를 노력하면서 본 서를 내게 되었다.

2021.1

서초동에서 김두련

저 자

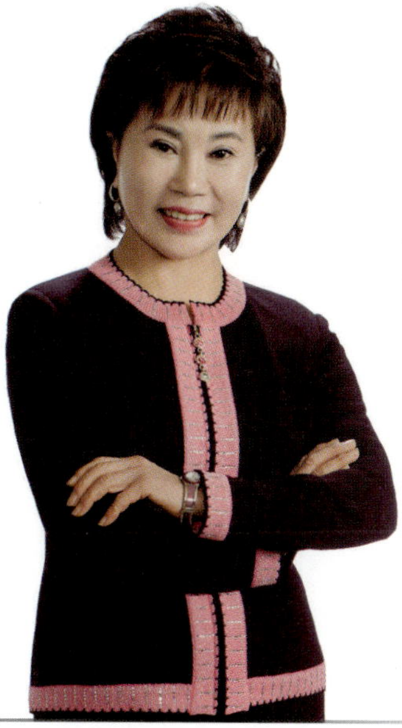

김두련
(金斗連)

※ 특허청에 의한 상표 출현

• 라반의 움직임교육	상표등록 제 0684593호
	서비스표 등록 제 0136816호
• 라인댄스(LINE DANCE)	상표등록 제 0730127호
• 시퀀스댄스 (SEQUENCE DANCE)	상표등록 제 0738575호
	서비스표 등록 제 0167174호
• 움직임 통합교육센터	상표등록 제 1075961호
	서비스표 등록 제0307208호
• 스팀브레인댄스 (STEMBRAIN DANCE)	상표등록 제 1075963호
	서비스표 등록 제 0307204호
• 휴힐링댄스	상표등록 제 1075962호
	서비스표 등록 제 307205호
• 김두련영어댄스	상표등록 제 2015-96483호
	서비스표 등록 제 2018-62048호

약력

현) 서울교육대학교 명예교수
(사) 세계움직임교육센터 이사장
한국초등무용학회 회장

전) (사) 대한체육회 한국댄스스포츠 경기연맹 부회장역임
(사) 한국현대무용진흥회 부회장 및 이사역임

(사) 한국선진문화 체육연합회(SAVA) 부총재역임
(학력) 명지대학교 대학원 이학박사
이화여자대학교 대학원 무용과 석사
상명여자사범대학교 체육교육과 학사
일본여자체육대학교, 현대무용, 리듬체조 수학 동경창작무용단원역임

저서「중학교 체육 1,2,3」,「댄스스포츠 용어사전」,「춤, 무용, 댄스」,
「무용교수법」,「예술을 통한 무용교육」,「창작의 세계」,「표현무용 기본무용」,
「교사를 위한 라인댄스」

역서「무용과 교육」,「자세교정학」,「리듬활동과 무용」,「무용교육」,
「무용움직임치료」,「댄스클래스」,「빅터 실버스터의 댄스스포츠」 외 다수

자격증 (사) 대한댄스스포츠 경기연맹「스탠다드 1급 트레이너자격」
(사) 대한댄스스포츠 경기연맹「라틴 1급 트레이너자격」
(사) 대한댄스스포츠 경기연맹 2급 심판위원

- 국민체육진흥공단 의한 (생활 라인체조) 개발
- 댄스 스포츠 월드 잡지 발행인
- 특허청에 의한 상표출현

Contents

이론편

실기편

토끼잡은 사냥꾼

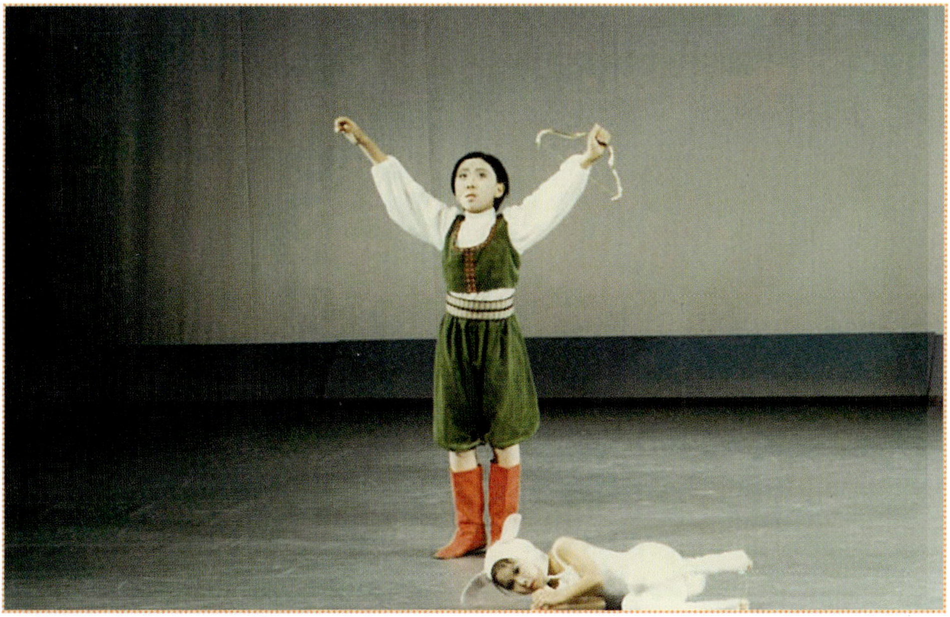

버섯들의 파티

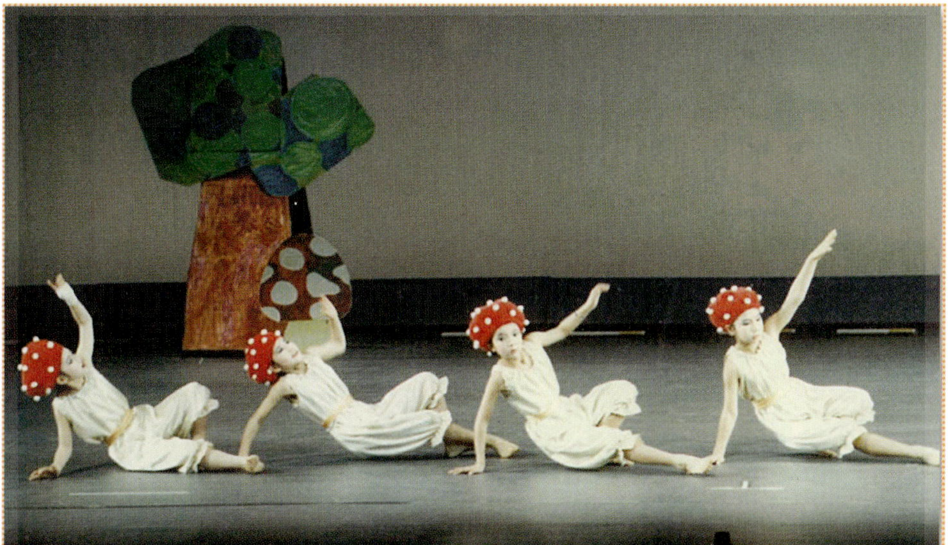

봄 처녀

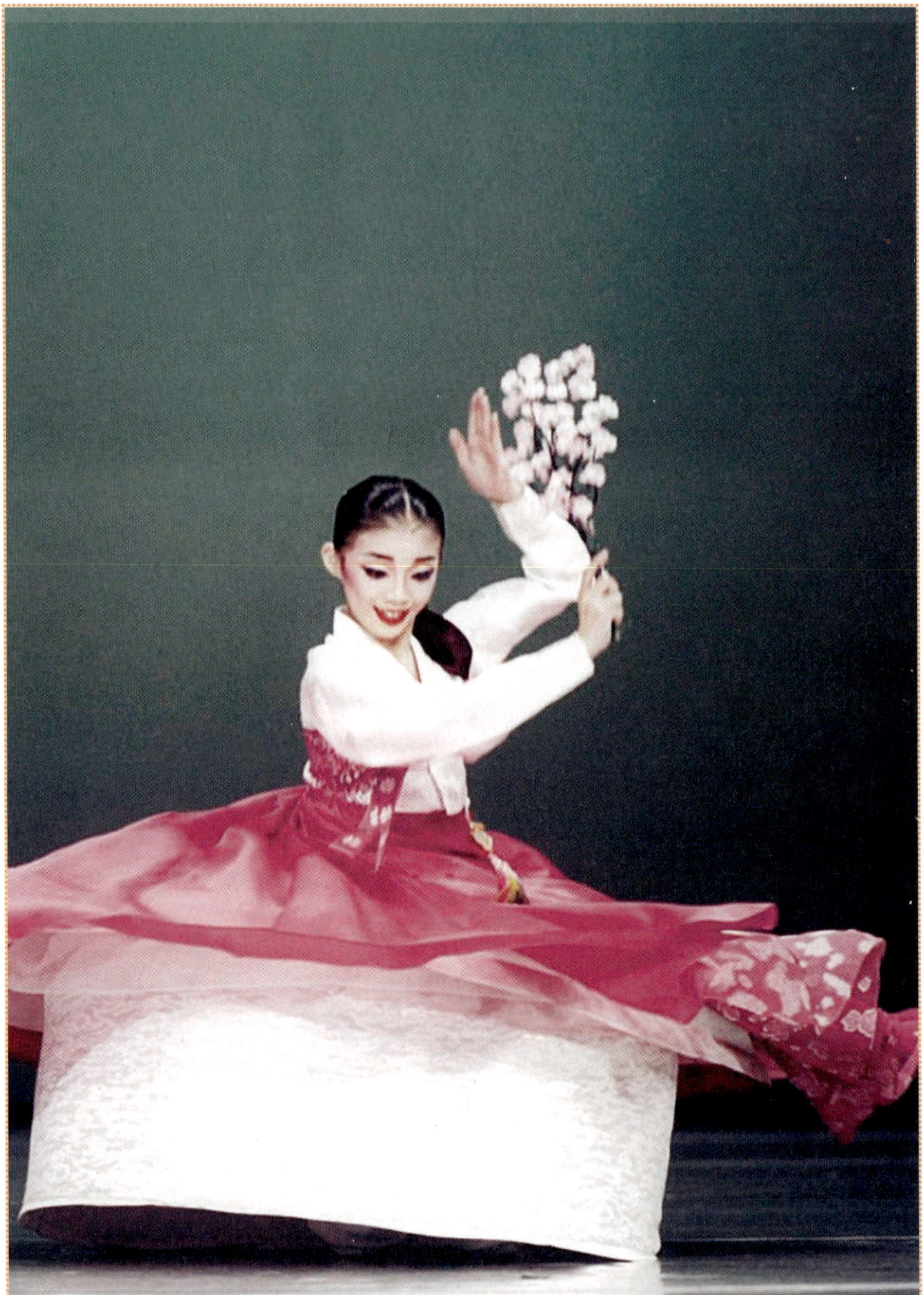

애벌레들

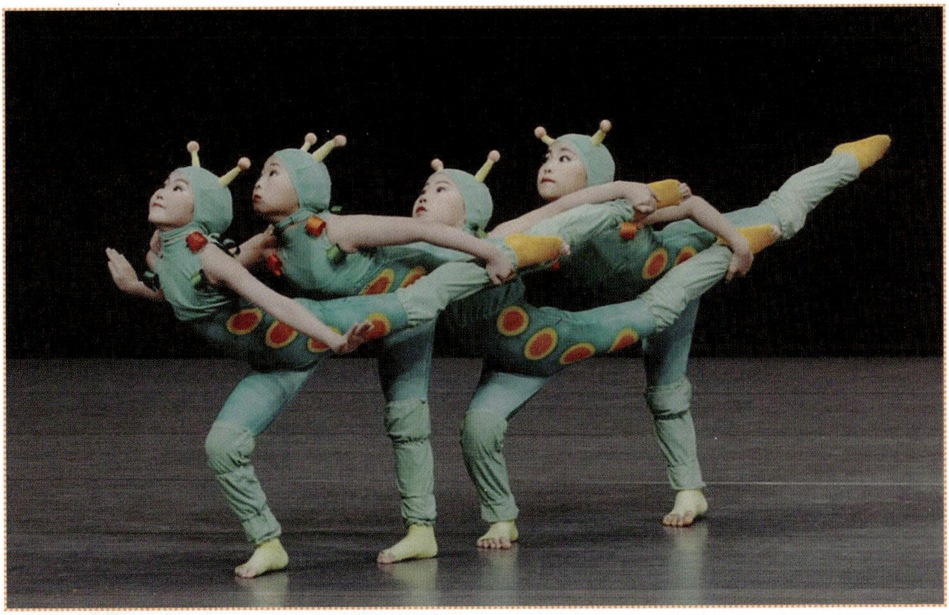

누가누가 잘하나

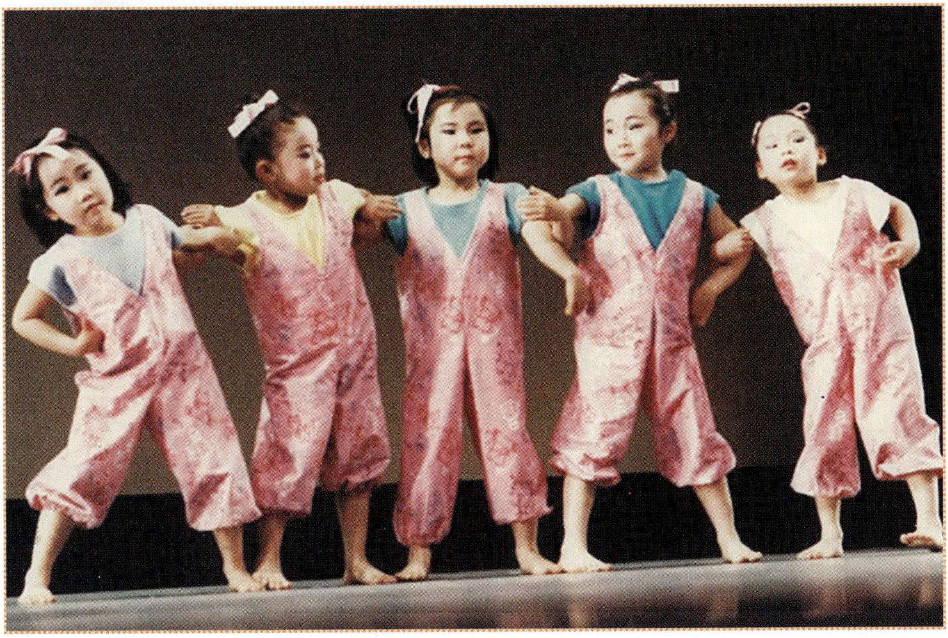

무지개 다리

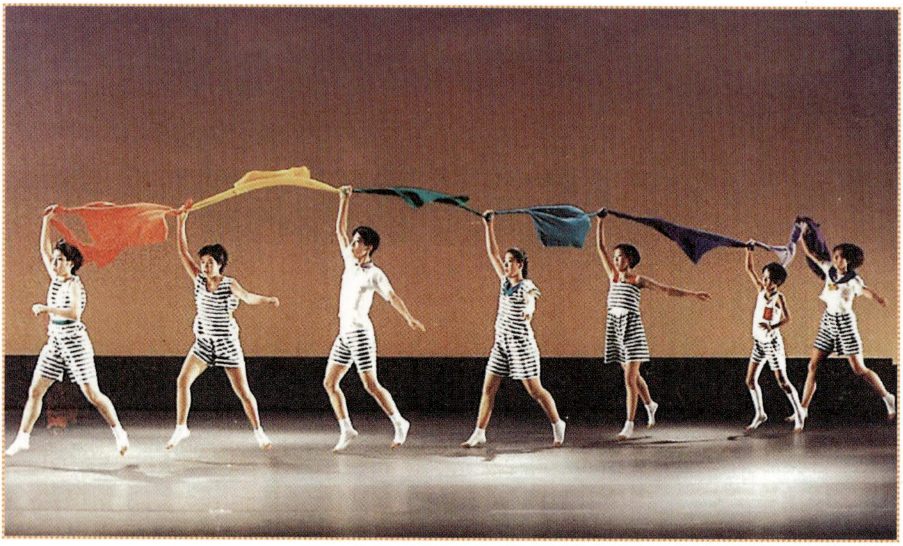

라인댄스를 멋지게

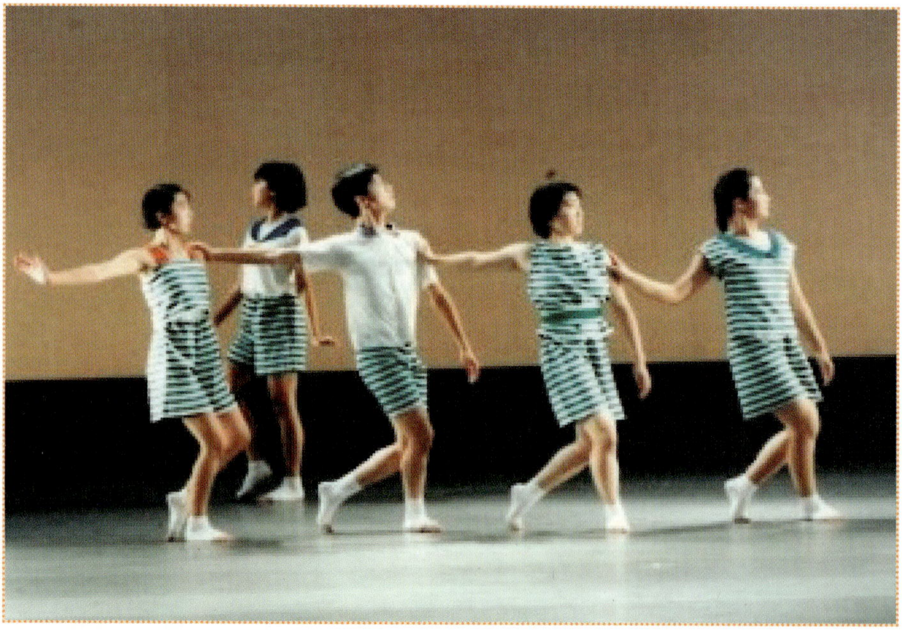

신데렐라의 꿈

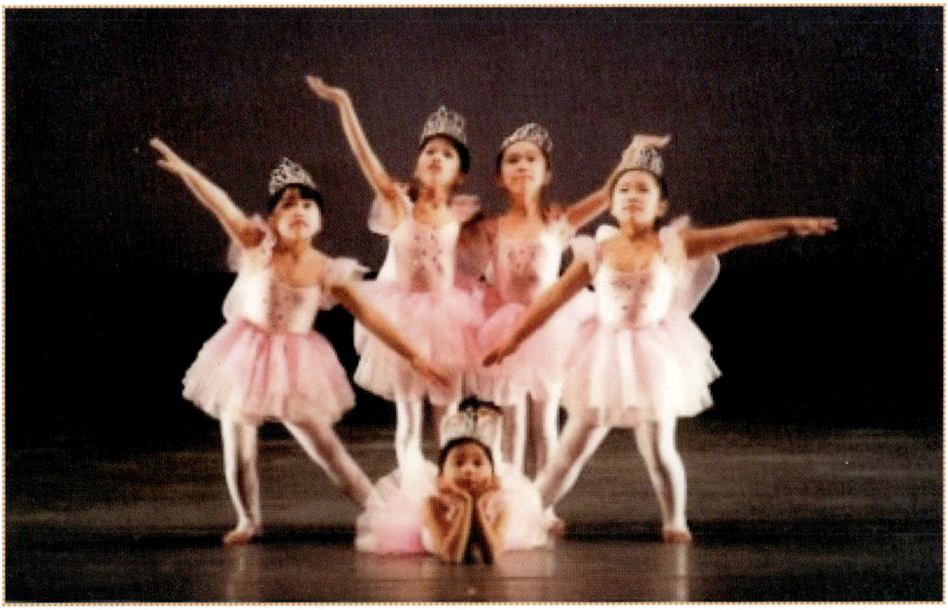

마법의 공주

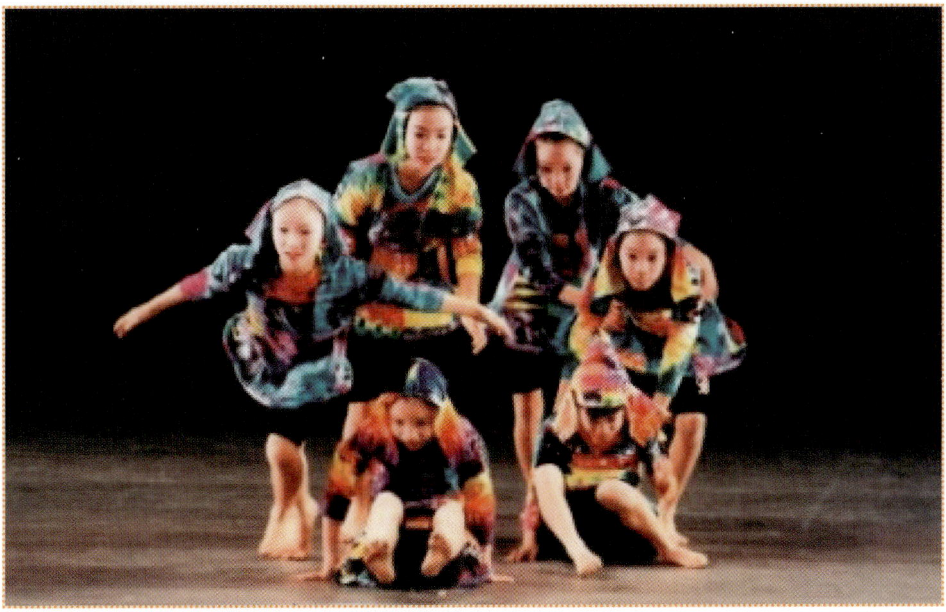

세자매

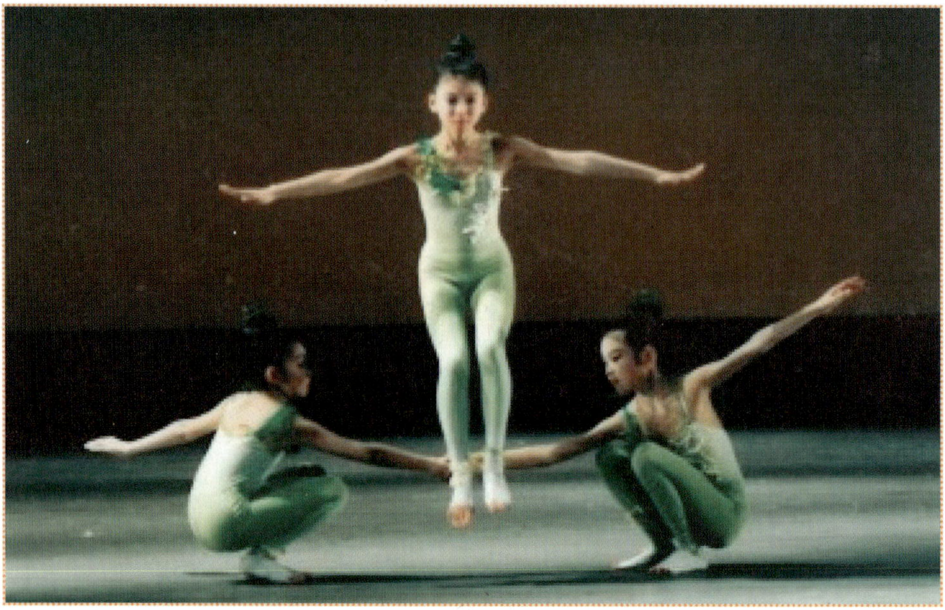

비상

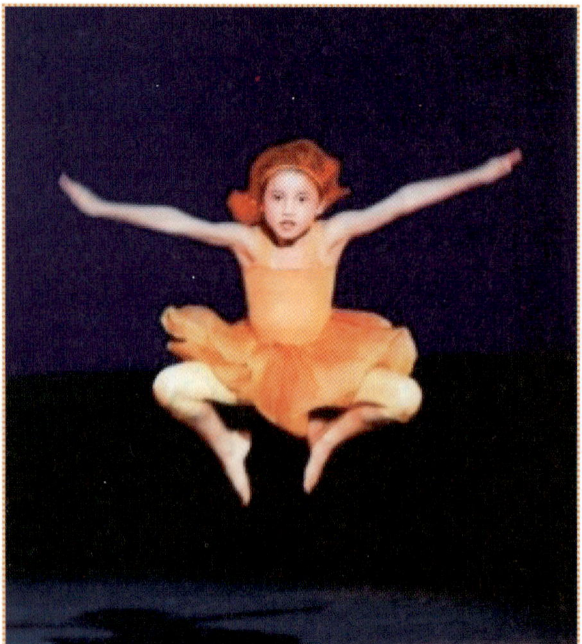

고무줄을 이용한 움직임

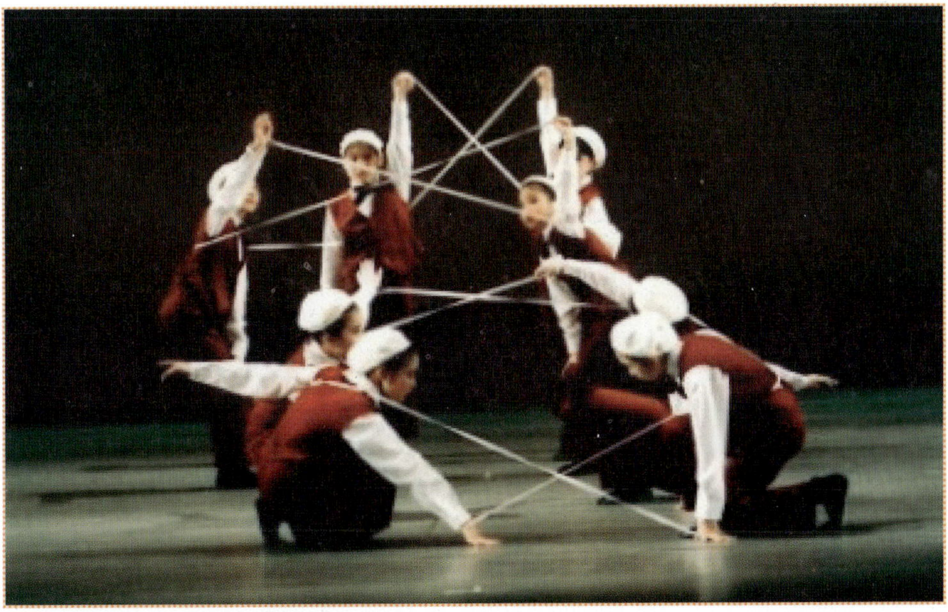

우리가 고무줄이 되어서

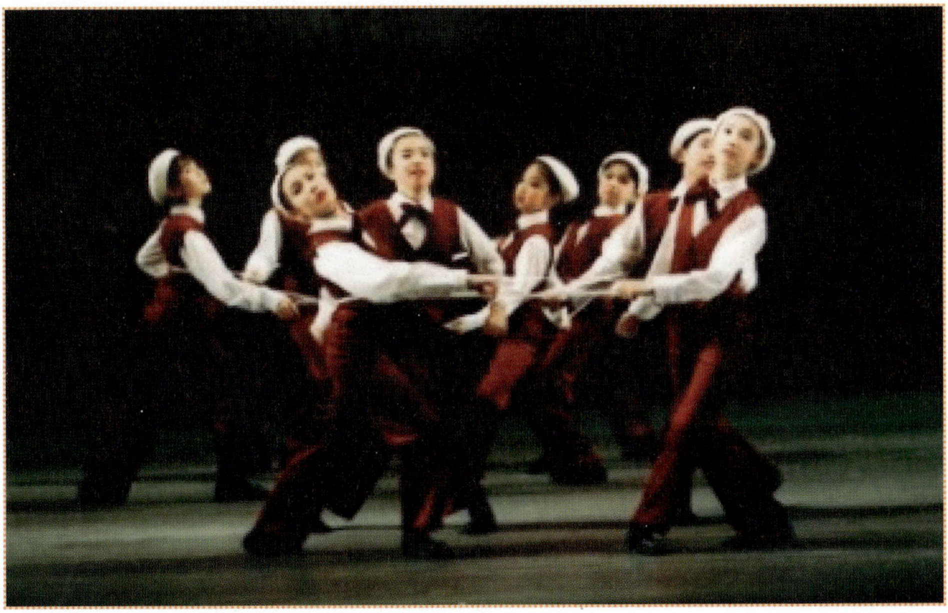

파란우산 소녀들

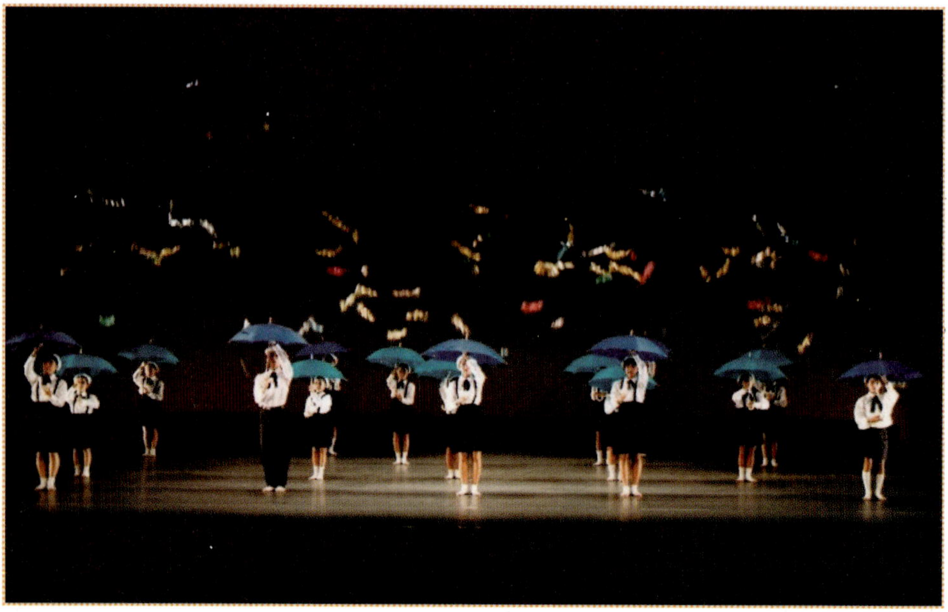

다함께 재즈 댄스를

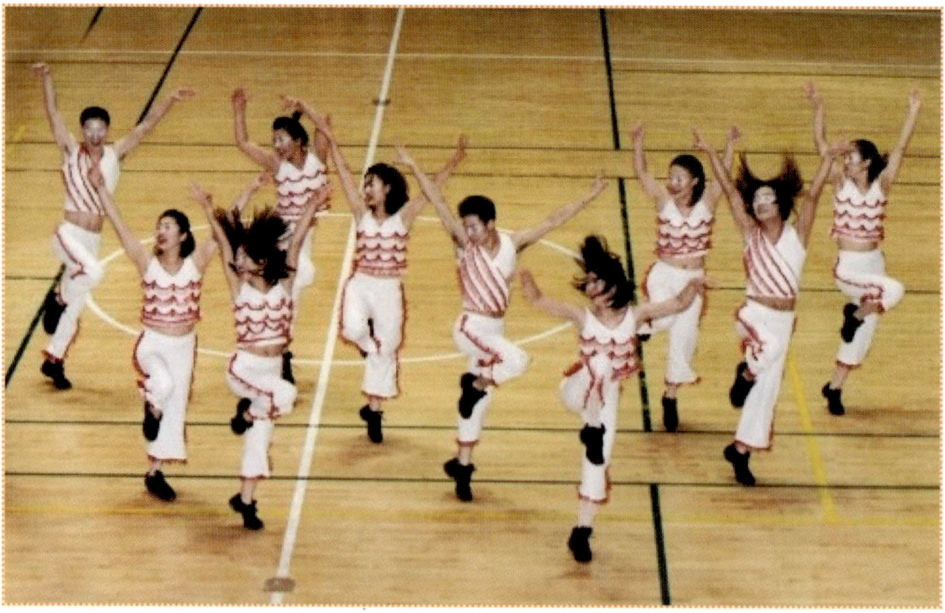

소녀의 꿈

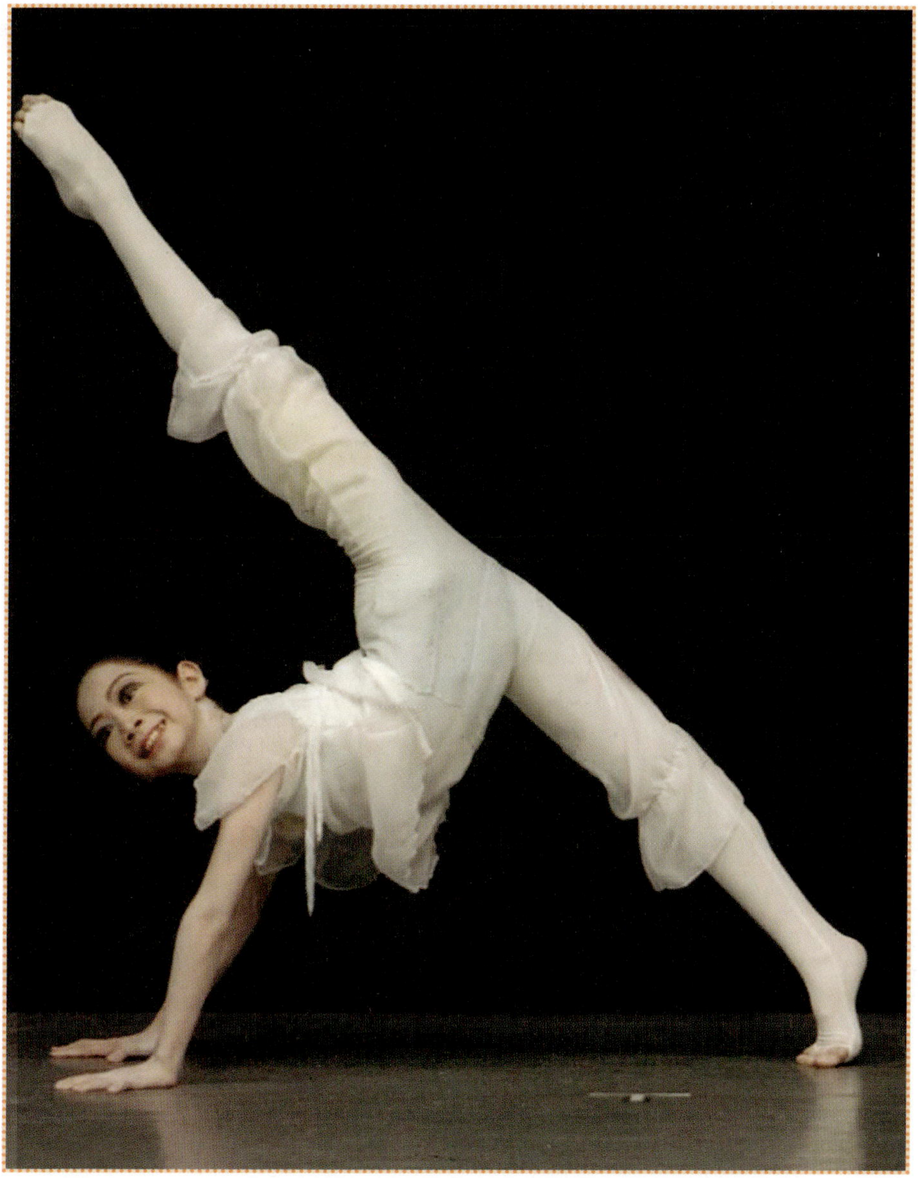

어린이를 위한

라인댄스

이론편

제1장
어린이에게 움직임 교육의 개념

움직임은 인간의 본질이며 자연발생적인 행동이다. 인간은 끊임없는 움직임을 통하여 삶을 유지하며, 움직임에서 오는 기쁨과 희열을 경험하고 인간은 움직임을 통해서 자기 이외의 다른 사람과 의사소통을 함으로써 움직임은 온 인류에게 부여된 무언의 언어이며 사실상 모든 인간행동의 공통분모이다.(육완순, 1986)

움직임 교육은 영국에서 1940년을 전후하여 Laban이 인간 움직임(Human Movement)이라는 새로운 개념을 제시하면서 영국의 체육교육에 큰 영향을 미쳤다. 움직임 교육은 전통적인 주입식 교육 방식에서 벗어나 학생들로 하여금 스스로 움직임을 이해하고 발견하며 여러 가지 운동기술을 연습하도록 지도하는 것이다.

교사의 시범과 지시에 의해 일반적으로 진행되었던 기존의 교육지도 방법은 Laban이 영국에서 활동하면서부터 새로운 변화를 맞게 되었으며 특히 초등학교에서 가장 강하게 일어나 이러한 새로운 변화는 교사와 학생, 교사와 교사, 학생과 학생 사이에 상호 이해의 폭을 넓히는데 크게 공헌하였다.

Fowler(1971)는 움직임 교육을 Laban에 의해 제안된 발견식 배움(discovery learning)과 움직임 요소(Movement factors)를 이용해서 움직임의 기술, 게임, 무용 등을 가르치는 방법으로 정의하였다.

이와 같은 움직임 교육의 의의를 요약해 보면 다음과 같다.

1. 신체를 통한 표현의 한 수단으로 사용하는 것을 가르친다.
2. 정서를 발달시키며, 상상력과 창의력을 기른다.
3. 스스로 생각함으로써 문제를 해결하는 습관을 기르며 타인과의 관계를 원만하게 해준다.

초등학교의 무용교육은 전인교육이라는 큰 테두리 안에 목표를 둔다. 즉 초등학교에서의 무용은 인간교육의 이상적인 인간을 가르치는데 얼마만큼 기여할 수 있는가가 중요하며 예술행위와는 다른 것이다.

초등교육과정은 교육부에 의하여 1955년에 제1차 교육과정으로 정식 제정 공포된 이래 지금까지 7차에 걸쳐 개정되었으며 1987년부터 1992년 5차 교육과정에서 체육교육과정은 움직임 교육이 대폭적으로 반영되어 무용이라는 용어대신에 리듬 및 표현 운동이라는 용어를 사용하게 되었다.

그러나 5차 교육과정이 끝나고 1992년부터 제6차, 7차, 20007년 개정이 표현활동으로 시행되고 있는 가운데 움직임교육을 바탕으로 한 무용교육이 제자리를 찾지 못하고 있다. 2009년 체육과 개정교육과정에는 표현 활동 영역의 심미표현에 음악줄넘기, 현대 표현에 라인댄스, 현대무용, 댄스스포츠, 힙합 등이 제시되어 있다.(한국교육과정 평가원, 2011)

현재 사용되는 제7차 교육과정의 체육교과에서는 기본운동, 리듬 및 표현운동, 기계체조, 게임, 민속운동, 보건으로 구성되어 있다. 이 중에 리듬 및 표현운동이 무용의 영역으로 Laban의 움직임교육에 근거하여 잠재력 개발 및 창의력과 표현운동을 강화시키는데 의의가 있다.

따라서 무용은 처음 생길 때부터 체육과 함께 존재해 왔으며 무용을 체육의 중요한 신체활동으로 체육학과 교과과정 안에 무용이 중요한 부분으로 지도되고 있다.

움직임교육에 기초한 무용교육과정이 있음에도 교사의 지도능력부족, 시설부족, 교과내용에 대한 이해부족 등으로 무용 수업은 정상적으로 운영되지 못하고 있다. 초등학교 시기의 어린이는 신체에 대한 이해가 부족하고 시간, 공간, 힘 등의 요소가 결합될 때 효율적으로 움직이는 방법을 알지 못하기 때문에 다양한 경험과 탐구과정을 통하여 창의적인 움직임을 발견하도록 유도하고 적극적인 태도로 과제해결에 참여 하도록 지도되어야 한다.(교육부, 1996)

제2장 움직임 교육을 통한 어린이창작무용의 가치

움직임 교육을 기초로 한 무용지도에서 교사는 어린이들이 무용활동에 의욕을 갖도록 지도하며 자발적으로 학습할 수 있도록 유도하여 단순한 기능전수를 탈피하여 탐구적인 활용으로 이끌어 창의성 신장에 큰 비중을 두어야 한다.

인간은 누구나 움직임을 좋아하고, 또한 춤추고 싶어한다.

움직임은 인간의 본능적인 것이므로 그 본능을 바르게 신장시켜 주는 것이 무용교육이며 특히 학교에서의 무용학습지도는 학생을 위한 창작무용으로서 생활에서 경험한 소재를 중심로 창의적인 학습활동이 되어야 한다.

창작무용이란 Laban의 움직임교육을 기초로 무용프로그램에서는 효율적이고 표현하는 미의 형성을 뜻한다.

학교에서 행해지는 무용의 목표는 학생들에게 무용의 본질을 이해시키고 자연스러운 신체의 움직임을 통하여 자기의 사상과 감정을 표현할 수 있는 능력을 길러 보다 나은 미적감각과 창의성을 가지고 생활할 수 있는 능력을 기르도록 한다.(김두련, 1994).

무용교육에 크게 공헌했던 Laban(1968)은 창작무용의 가치를 다음과 같이 표현하였다. "인간은 어릴 때부터 무용교육을 통해 '움직임의 흐름' 을 익힘으로 적극적으로 대체할 수 있으며 창작체험을 통해서 미의 세계를 발견하고 창조하는 힘을 기르며, 무용교육을 통해 전인적 발달을 고취시킬 수 있다." 고 하여 초등학교 무용을 강조하였으며 그의 창작무용은 움직임 교육에 주를 이루었다.

교육의 역할이 인간의 잠재력을 개발하는데 있다면 어린이는 어릴 때부터 자신의 아이디어를 만들어 내고 스스로 판단하고 상상하도록 지도되어야 하며, 이러한 여건하에서 시급한 것은 어릴 때부터 자신의 창의성을 육성하고 상상력을 키워 주는 훈련이 필요하다는 것이다.

창작무용 경험이 창의성개발에 미치는 영향에 관한 연구 결과들(김영실, 1991. 송수남, 1991, 육완순, 1983)을 종합하면 다음과 같다.

(1) 창작무용은 어린이가 움직임을 인식하고 조절하도록 이끌어주며, 여기에서 터득한 게임이나 운동을 일상생활에 응용하여 또 다른 예술의 창의성까지 확장할 수 있다.

(2) 신체를 통해 말할 수 있는 방법을 배우므로 신체의 언어와 관계된 단어를 이해하며 학교에서 갖는 신체동작 경험은 정신적 과목에도 그 능력을 개발시킨다.

(3) 개개인이 움직일 때, 지구력, 균형, 리듬 등을 개발하여 움직여야 할 필요성이 어린이들에게 움직이는 능력을 향상시킨다.

창작무용은 자기실현, 자기표현의 욕구에서 나온 상상적 활동으로 '새로운 것' 을 만들어 가는 노력의 소산인 것이다.

학교에서 무용을 가르치는 궁극적인 목적은 창의성 개발과 함께 창의적인 인간을 형성하는데 있으며 창작무용은 어린이들이 보다 자연스러운 분위기에서 자기의 감정과 생각을 충분히 표현할 수 있도록 상상력을 자극하는 방법으로 창작무용교육이 이루어질 때 비로소 무용은 독립된 예술, 창조된 예술, 창의성을 향상 시킬 수 있는 살아있는 예술임을 증명할 수 있다.(김두련, 1997)

제3장
어린이를 위한 라인댄스

1. 라인댄스란

라인댄스는 파트너 없이 줄을 맞추어 방향을 규칙적으로 바꾸어 가며 반복적으로 추는 춤이다. 이때 방향은 춤추는 장소의 사방벽을 볼 수 있도록 진행한다. 라인댄스는 기존의 파트너 쉽으로부터 자유롭고 편안하게 춤을 즐길 수 있으므로 준비운동으로도 사용할 수 있고, 신체를 활발하게 움직이는데 도움을 준다.(김두련,2011)

낮은단계에서 높은단계로 이어지는 유산소운동으로 같은 음악에 같은 동작들이 반복되므로 각급학교에서는 좋은 프로그램으로 활용할 수 있고 사회교육원에서는 사교의 장으로 활용할 수 있다.

여러사람이 함께 하는 단체 활동으로서 협동심과 인내력도 키우며 다양한 장르의 음악과 움직임을 통해서 다른 나라의 문화를 이해하고 인식할 수 있게 된다.

2. 어린이에게 라인댄스를 왜 가르치는가?

라인댄스는 어린아이에서 노인에 이르기까지 남,녀,노,소 누구나 쉽게 따라할 수 있고 특히 어린아이에게는 라인댄스를 통하여 신체적, 정서적, 인지적, 사회적 발달을 가질 수 있다.

한참 성장기에 있는 어린이에게 쉬운 동작에서부터 어려운 동작에 이르기까지 적절한 수준의 운동 강도를 통해서 스스로 신체를 자각할 수 있고, 근육의 발달과 바른 자세, 비만이나 체력저하를 막아 줌으로써 건강한 신체를 가질 수 있다.

- 어린이에게 라인댄스를 가르치는 의미는 다음과 같다.

1. 라인댄스를 통해 다양한 움직임을 제시하므로 자신감을 높여주고 성취감을 느끼면서 앞으로 인생을 풍요롭게 살아 갈 수 있는 방법을 터득하게 된다.
2. 항상 바른자세를 유지하기 때문에 좋은자세와 체형을 갖게 한다.
3. 다양한 장르의 음악을 통해 움직임으로 리듬감을 향상시킨다.
4. 자기표현의 욕구가 강한 어린시기에 신체활동을 통해 스트레스를 해소시켜 주고 정신 건강에 긍적적인 영향을 미친다.
5. 움직임 과제에 대해 표현하는 새로운 방법을 찾게 해준다.
6. 학생들 모두 함께 창작할 수 있는 경험을 제공해 준다.
7. 움직임을 통하여 협동성, 사회성을 길러 주므로 건강한 생활태도를 갖게 해준다.

3. 라인댄스의 교육적 가치

- 낮은 단계에서 높은 단계로 이어지는 유산소운동으로 같은 음악에 같은 동작들이 반복되므로 각급 학교에서는 좋은 프로그램으로 활용할 수 있고, 사회교육원에서는 사교의 장으로 활용할 수 있다.
- 어린이들에게 혼자서 편안한 자세로 출 기회를 주므로 높은 단계의 성취감을 주고 사회에 나가 그것을 활용할 자신감을 준다.
- 라인댄스는 스텝위주로 이루어져 있기에 각자 상체의 움직임과 팔 동작을 연출하므로 자기표현 활동의 창의력을 키워 스스로 새로운 동작을 만들 수 있다.
- 어린이들에게 다양한 움직임을 제시해 줌으로써 신체를 활발하게 움직일 수 있다. 이런 신체활동은 개인의 건강증진에 중요한 역할을 하며 학생들의 체력에 대한 가능성을 향상시킬 수 있는 계기가 된다.

- 다양한 장르의 음악과 움직임을 통해서 다른 나라의 문화를 이해하고 인식할 수 있게 된다.
- 단지 몸을 움직이는 것 뿐 만이 아닌 창의성을 작용시키고 내적인 표현을 가미할 수 있으므로 유연한 사고력을 기른다.

4. 어린이의 단계별 라인댄스 특성

1. 초급단계 라인댄스의 특성

초급단계 라인댄스는 다른 사람과 부딪치거나 넘어지지 않고 정해진 공간내에서 이동하고 리듬에 따라 방향이나 속도를 변화시켜 보여 준다. 초급단계의 학습자의 특성은 인지적, 정의적, 심동적 세가지 발달 영역으로 나누어 볼 수 있다.

이는 일반적 안내사항을 제시하고 수업을 계획할 때 어린이의 특성에 맞게 최종 선택을 할 수 있게 한다.

인지적 (Congnitive)

- 동작에 따라 다양성과 유사성을 알 수 있다.
- 다른 사람과 함께 하는 신체활동에서 규칙에 맞는 행동을 할 수 있다.

정의적 (Affetive)

- 혼자 또는 다른 사람들과 어울려서 움직일 수 있다.
- 다른 사람들과 함께 참여하는 즐거움을 갖는다.
- 신체활동을 할 때 상대방을 고려하는 태도를 갖는다.

심동적 (Psychomotor)

- 전체 활동에서 다른 사람과 충돌하거나 넘어지지 않고 이동하면서 다닐 수 있다.

- 다양한 방향으로 다니면서 곧장 가기, 커브, 지그재그 가기 등 다양한 경로로 이동할 수 있다.
- 음악에 맞추어 다양한 형태의 이동을 할 수 있다.
- 스킵, 홉, 갤롭, 슬라이드 등을 익숙하게 할 수 있다.

2. 중급단계 라인댄스의 특성

인지적 (Congnitive)

중급 라인댄스는 동작을 연속적으로 할 수 있게 한다.

- 기본동작과 연속동작을 반복 가능한 연속동작으로 만들 수 있다.
- 재미있는 라인댄스 작품을 구성할 수 있다.
- 상대방의 문화를 이해하고 상대방과 사교적인 역할이 있음을 안다.

정의적 (Affetive)

- 다른 사람의 신체활동에서 유사점과 차이점을 느낄 수 있다.
- 무용과 라인댄스를 통해 다른 사람의 환경과 문화적 특성을 존중한다.
- 신체활동에 참여함으로 즐거움을 느낀다.

심동적 (Psychomotor)

- 일정한 시간동안 라인댄스를 계속할 수 있다.
- 다양한 경로로 이동하면서 균형 잡기 또는 혼합된 무용동작을 창작하고 실행할 수 있다. 그리고 부드럽고 연속적인 동작으로 이동하면서 방향, 속도, 흐름을 의도적으로 변화시킬 수 있다.
- 목표 심박수를 유지하면서 제한된 시간동안 활기 있게 운동에 참여한다.

3. 고급단계 라인댄스의 특성

고급 라인댄스는 생각과 느낌을 교류하기 위한 신체 동작을 사용한다. 고급단계는 일반적 안내사항을 알려주고, 수업할 때 수업 목표와 특성에 기초하여 최종결정을 내릴 수 있도록 돕는다.

인지적 (Congnitive)

- 적절한 준비운동, 심신조절하기, 정리운동(cool dawn)의 기술과 교수목적을 정의할 수 있다.
- 생각과 느낌을 표현하기 위해 이용한 기술을 설명할 수 있다.
- 리듬댄스와 신체활동에 필요한 연습과 신체조절 원리를 설명할 수 있다.

정의적 (Affetive)

- 다양한 기술단계를 정의하고 생각하여 여러사람과 활동할 수 있다.
- 자신과 다른 사람의 작품을 존중하고 감상할 줄 안다.
- 라인댄스를 하는 동안 다른 사람과 만나고 협동하는데 즐거움을 느낀다.

심동적 (Psychomotor)

- 간단한 포크댄스, 창작무용을 할 수 있다.
- 라인댄스를 하면서 심폐운동을 좋게하기 위한 심박수를 유지할 수 있다.
- 리듬에 맞게 능숙하게 춤을 출 수 있다.
- 다양한 문화적 배경을 고려하여 리듬활동으로 표현할 수 있다.

라인댄스의 세 단계에서 어린이들에게 흥미있는 무용 만들기에 참여하도록 한다.

각 단계의 특성은 교사가 어린이에게 적합한 도입단계를 계획하는 것을 돕는다.

라인댄스는 어린이들이 혼자서 편안한 태도로 연기할 기회를 준다. 무용의 융통성이 어린이들에게 성취감을 주고 그것을 활용할 자신감을 준다.(존.p.파메라)

어린이를 위한

라인댄스

실기편

제1장
초급을 위한 스텝응용

1. 그래프 바인 (Grapevine)

- 기본 스텝은 그래프 바인이다.
- 대형은 앞을 보고 선다.
- 박자와 스텝

1-4 그래프 바인(Grapevine) 스텝으로 오른발, 왼발, 으른발 그리고 왼발 터치

5-8 그래프 바인 스텝으로 왼발, 오른발, 왼발 그리고 오른발 터치

1-4 오른발로 대각선 앞으로 스텝, 2회 바운스(bounce)

5-8 왼발로 대각선 앞으로 스텝하여 2회 바운스, 마지막 바운스에서 왼쪽으로 1/4턴, 반복

2. 에잇 카운트 (eight count)

- 앞을 보고 선다.
- 박자와 스텝

1- 오른발을 앞으로 터치

2- 오른발을 뒤로 터치

3- 오른발을 옆으로 터치

4- 오른발을 앞으로 터치

5-7 그래프 바인 스텝을 오른쪽으로 반씩 회전하면서 오른쪽 왼쪽, 오른쪽으로 한다.

8- 왼발을 오른발 옆에 가까이 둔다. ☆ 왼발로 반복

3. 허슬 (Hustle)

- 대형은 자유롭게 앞을 보고 선다.
- 박자와 스텝

1-4 뒤로 걷기 스텝 : 오른발로 시작하여 무게 중심을 왼쪽, 오른쪽, 왼쪽으로 옮긴다.

5-8 앞으로 걷기 스텝 : 왼발로 시작하여 오른발, 왼발, 오른발로 한다.

1-4 오른쪽으로 그래프 바인(Grapevine) 스텝을 하는데 오른발, 왼발, 오른발 그리고 왼발로 오른발을 터치한다.

5-8 왼쪽으로 그래프 바인(Grapevine) 스텝을 하는데 왼발, 오른발, 왼발 그리고 오른발로 왼발을 터치한다.

1-4 오른쪽으로 허슬(Hustle) : 왼발로 오른쪽으로 스텝, 오른쪽으로 스텝, 왼발로 옆에 있는 오른발을 터치한다.

5-8 왼쪽으로 허슬(Hustle) : 오른발로 왼쪽으로 스텝, 왼쪽으로 스텝, 오른발로 옆에 있는 왼발을 터치한다.

1-2 머리위로 2회 손가락으로 튕기기

3-4 2회 오른발로 발구르기

5-8 오른발 끝을 앞으로 뒤로 옆으로 하고, 무릎으로 높게 올리고 왼쪽으로 1/4 회전하여 반복

4. 할렐루야 (Hallelujah)

❖ 줄로 서서

1-4 손을 들면서 몸을 흔든다. : 왼쪽, 오른쪽, 왼쪽, 오른쪽 몸을 흔든다.

5-8 오른쪽으로 걷는다. : 왼쪽, 오른쪽, 왼쪽, 오른쪽 스텝

1-4 손을 흔들면서 몸을 흔든다. : 왼쪽, 오른쪽, 왼쪽, 오른쪽 몸을 흔든다.

5-8 왼쪽으로 걷는다. : 왼쪽, 오른쪽, 왼쪽, 오른쪽 스텝

1-4 왼발, 오른발, 왼발로 앞으로 걷는다. : 찬양하듯 손을 위로 올리고 오른쪽 발꿈치를 앞으로 터치하고 뒤로 구부린다.

5-8 오른쪽 왼쪽, 오른족으로 뒤로 걷는다. : 왼발 끝을 뒤로 터치한다.

1-4 왼쪽, 오른쪽 앞으로 걷는다. : 오른발 위로 왼발을 교차한다.

오른발을 뒤로 스텝한다.

5-8 □1-4박의 네 번째 동작을 반복한다.

제2장
라인체조

1. 라인체조 익히기

댄스는 모두 함께 즐기는 활동으로 근본적으로 오락에 가깝고 궁극적으로 스포츠와 맥락을 같이 한다.

라인체조는 어린아이부터 어른에 이르기까지 움직임에 대한 다양한 가능성을 배울 수 있다. 걷기를 중심으로 이루어진 유산소 운동으로 발 스텝과 팔 동작의 조화를 통해 운동 초보자는 물론 누구나 쉽게 따라할 수 있다.

모든 국민들의 건강증진을 위한 생활체육의 일환으로 만들어진 것이다.

1. 제자리에서 가볍게 걷기 (1~8)

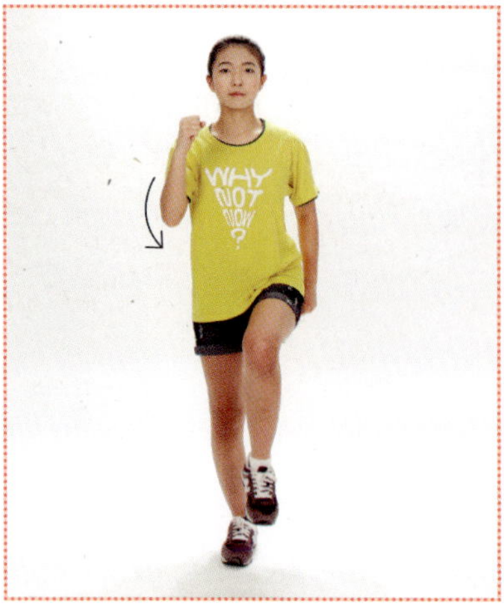

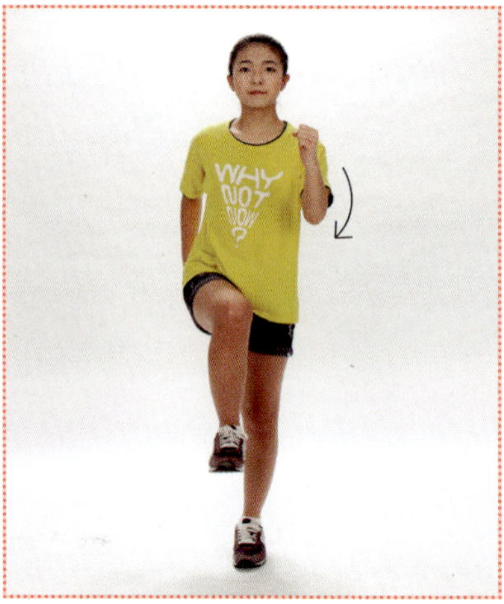

2. 제자리에서 걸으면서 양 팔을 옆으로 올리고 내리며 손목 털기 (1~16)

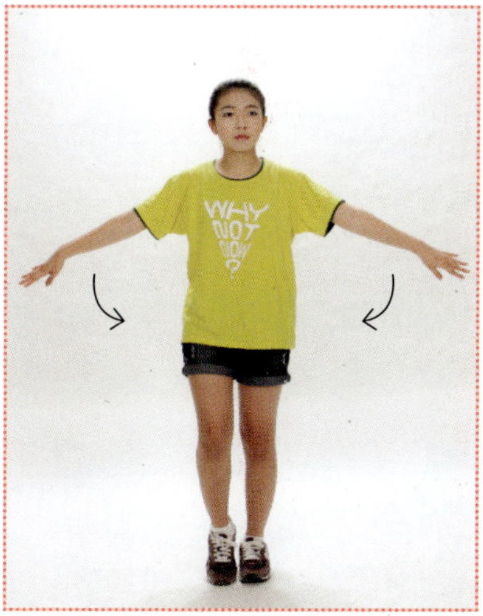

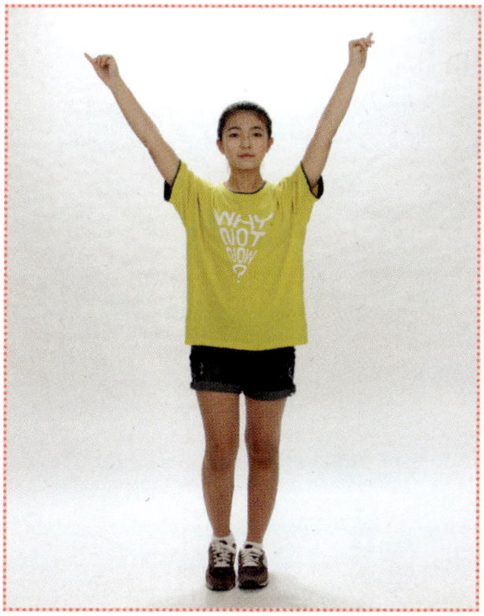

3. 제자리에서 걸으며 양 팔을 옆으로 올리고 내리며 손목 돌리기 (1~16)

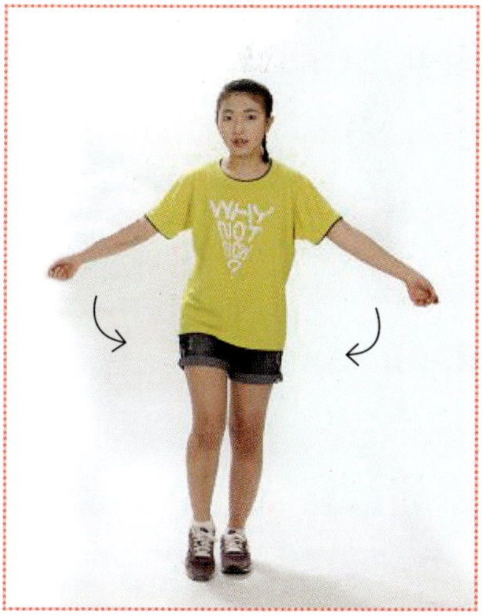

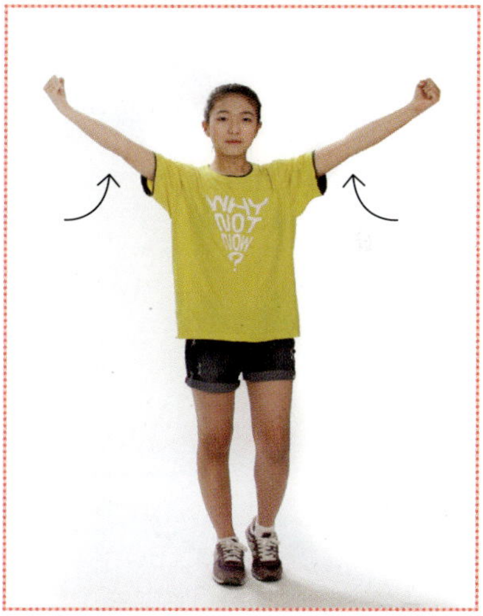

4. 제자리에서 걸으며 양 팔을 몸 앞에서 교차했다 양 옆으로 펼쳤다를 반복하면서 손가락을 접고 편다. 팔은 들어올렸다가(1~8) 다시 내려온다. (9~16)

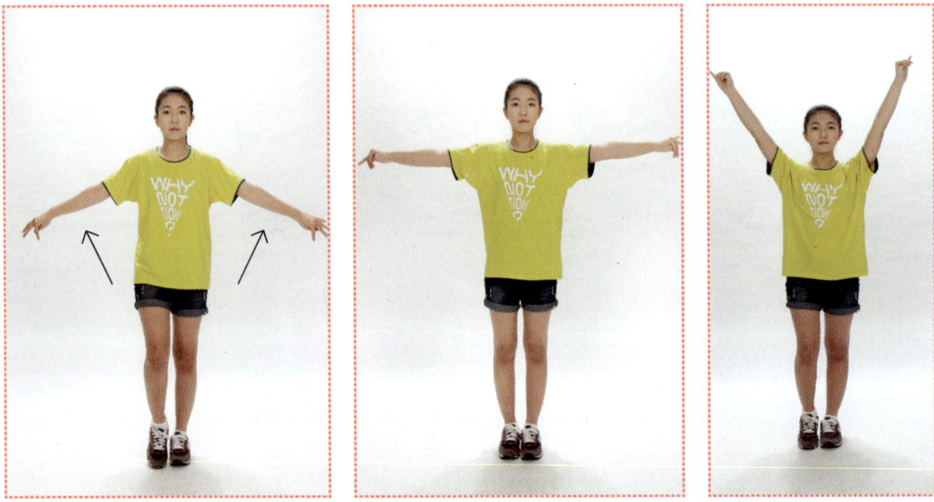

5. 제자리에서 걸으며 양 어깨를 앞에서 뒤로 돌린다. (1~12)

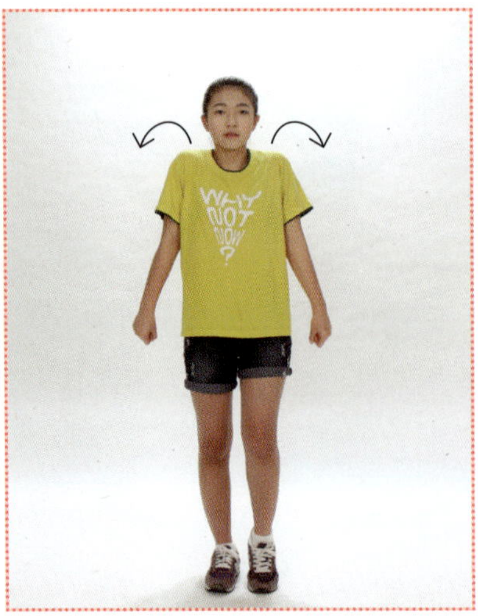

6. 제자리 걷는다. (13~16)

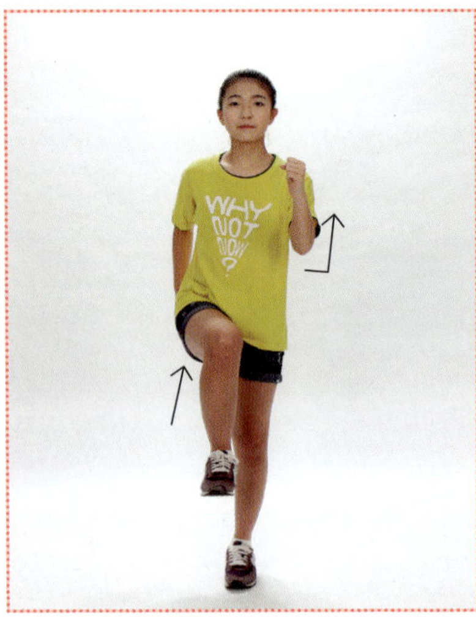

걷기스텝

1. 오른발부터 전진 걷고(1~2) 제자리에서 걷는다. (3~4)
   이때, 두 팔은 자연스럽게 앞뒤로 흔들어 바른 걸음을 걷는다.

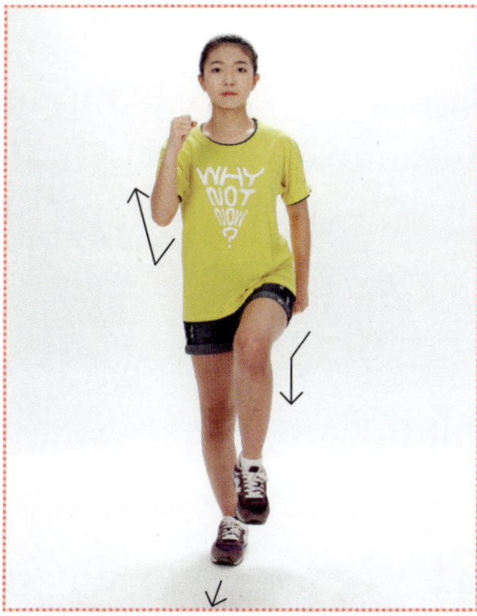

2. 오른발부터 후진 걷고(5~6) 제자리에서 걷는다. (7~8)
   이때, 두 팔은 자연스럽게 앞뒤로 흔들어 바른 걸음을 걷는다.

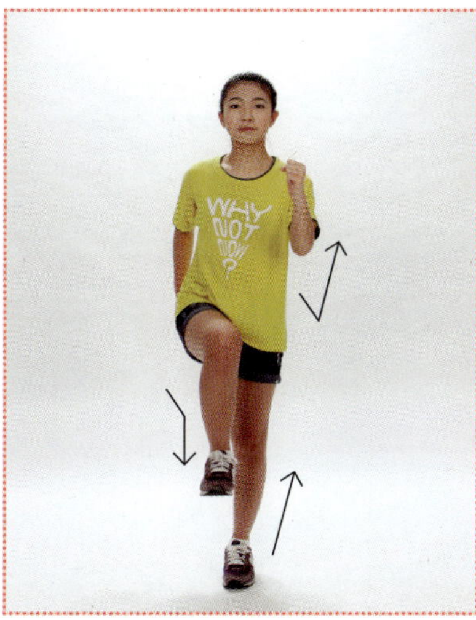

* 1~2번 동작을 우로 1/4씩 회전하면서 4회 반복한다.

3. 오른발부터 큰 걸음으로 전진 걷고(1~4), 제자리걸음을 하다가(5~8) 몸 앞에서 손뼉을 두 번 친다. (7~8)

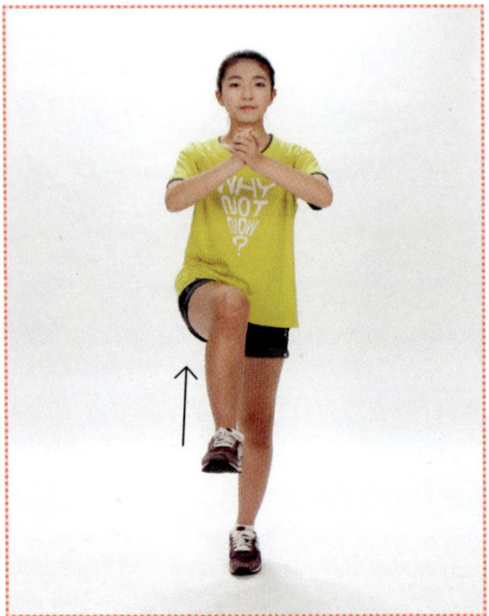

4. 오른발부터 큰 걸음으로 후진 걷고(1~4), 제자리걸음을 하다가(5~8) 몸 앞에서 손뼉을 두 번 친다. (7~8)

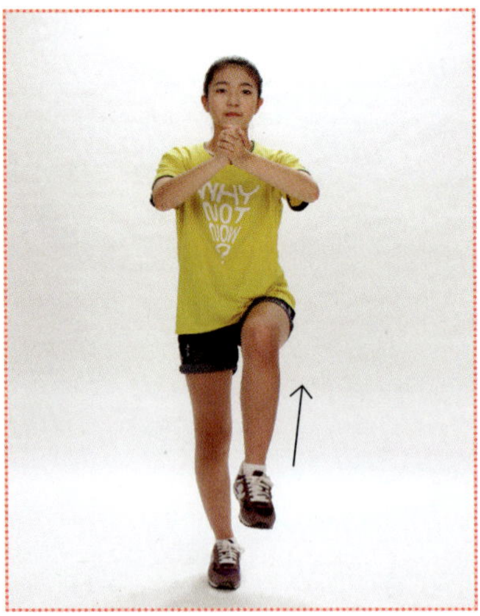

* 3~4번 동작을 우로 1/4씩 회전하면서 4회 반복한다.

5. 오른발부터 전진 열어 걷고(1~2) 전진 모아 걷는다. (3~4)

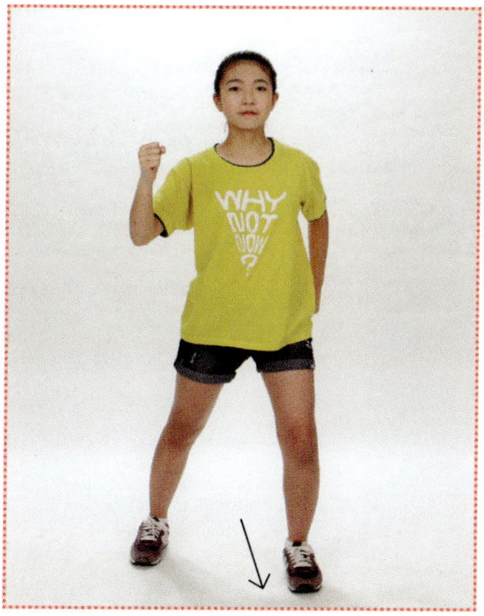

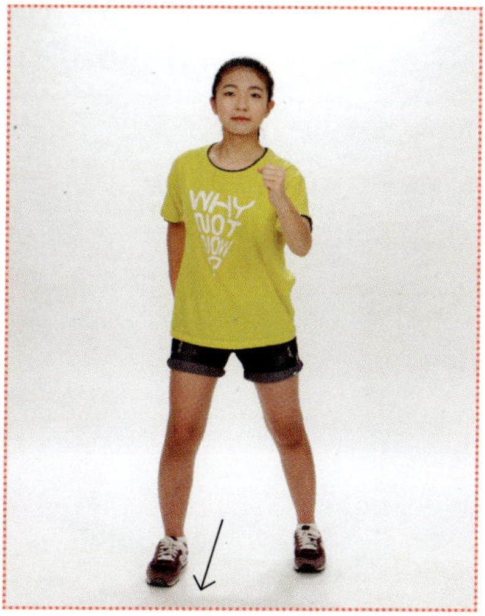

6. 오른발부터 후진 열어 걷고(5~6), 후진 모아 걷는다. (7~8)

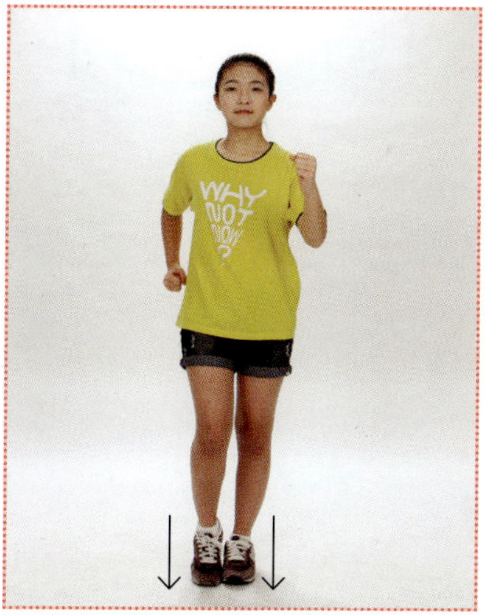

* 5~6번 동작을 우로 1/4씩 회전하면서 4회 반복한다.

7. 오른발부터 전진 세걸음 걷고(1~3), 네 번째 걸음에 왼쪽 무릎을 접어 들고 홉하며 박수를 한번 친다. (4)
이때, 우로 1/4 회전. 4회 반복한다.

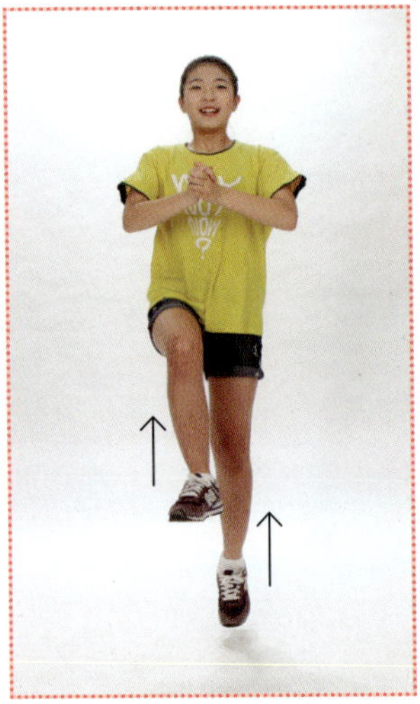
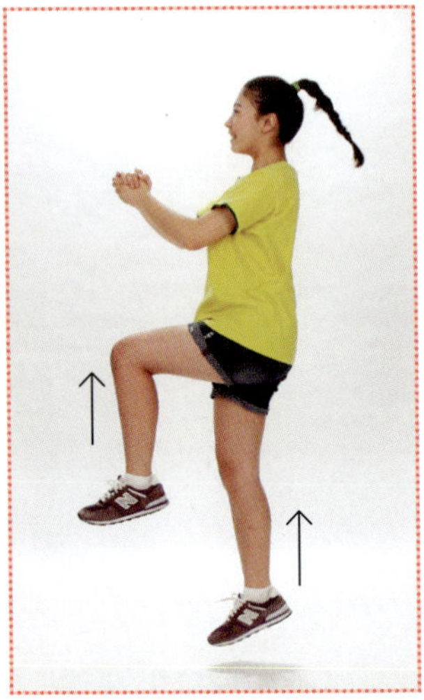
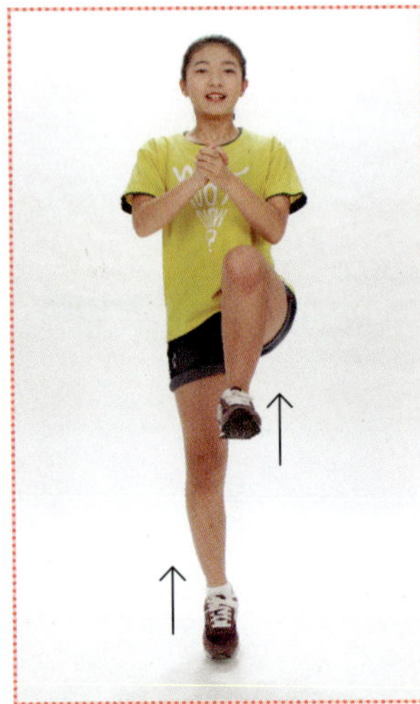

8. 옆 사람과 줄을 만들어 걷기 (1~8)

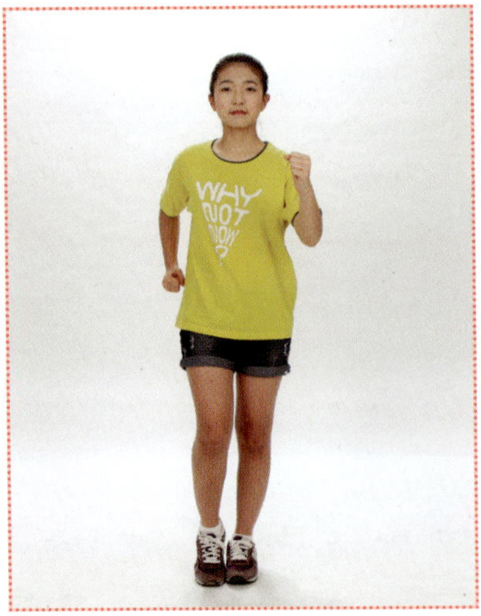

9. 옆사람과 줄을 맞추어 걸으면서 양손을 잡는다. (1~8)

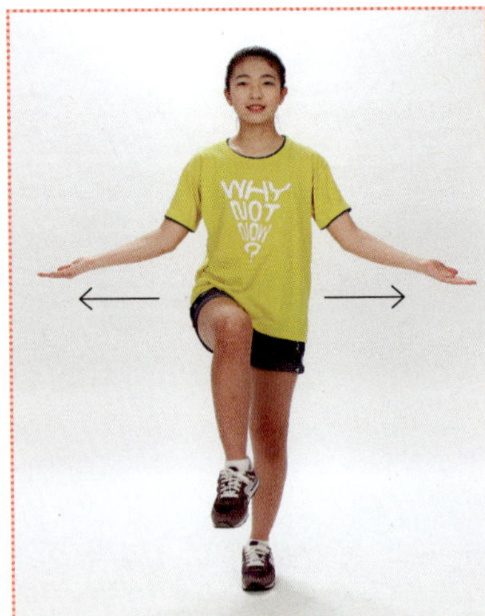

연결동작

1. 오른발을 왼쪽 사선 앞으로 스텝, 왼발로 제자리에 돌아와 스텝, 오른발을 옆으로 내어 스텝, 왼발을 오른발에 모으고, 오른발 옆으로 내어 스텝 (1~4)

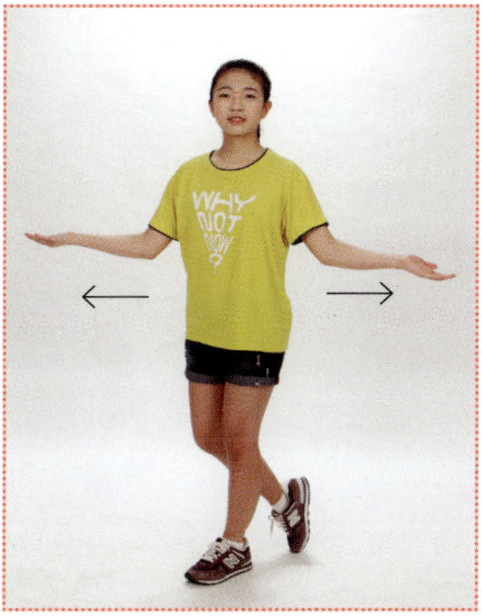

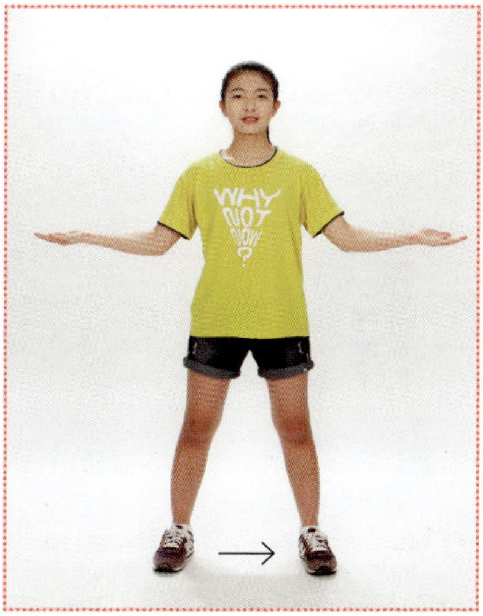

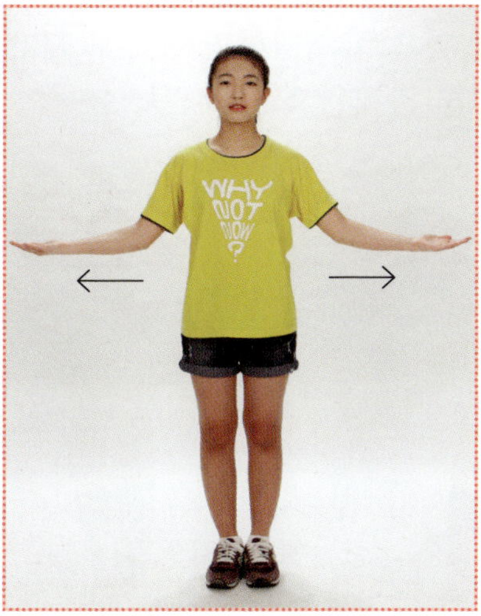

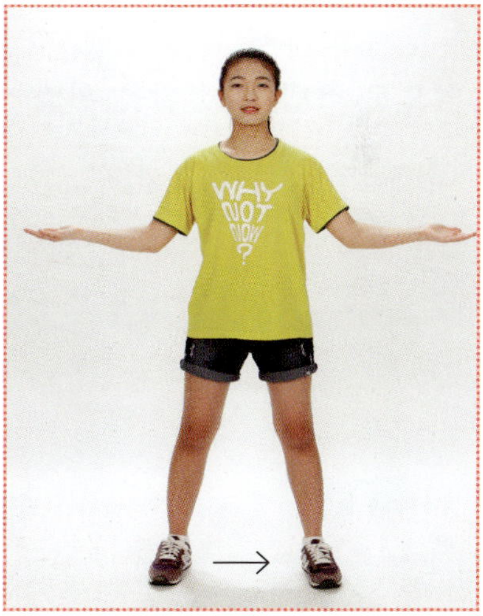

2. 왼발을 왼쪽 사선 앞으로 스텝, 왼발로 제자리에 돌아와 스텝, 오른발을 옆으로 내어 스텝, 왼발을 오른발에 모으고, 오른발 옆으로 내어 스텝 (1~4)

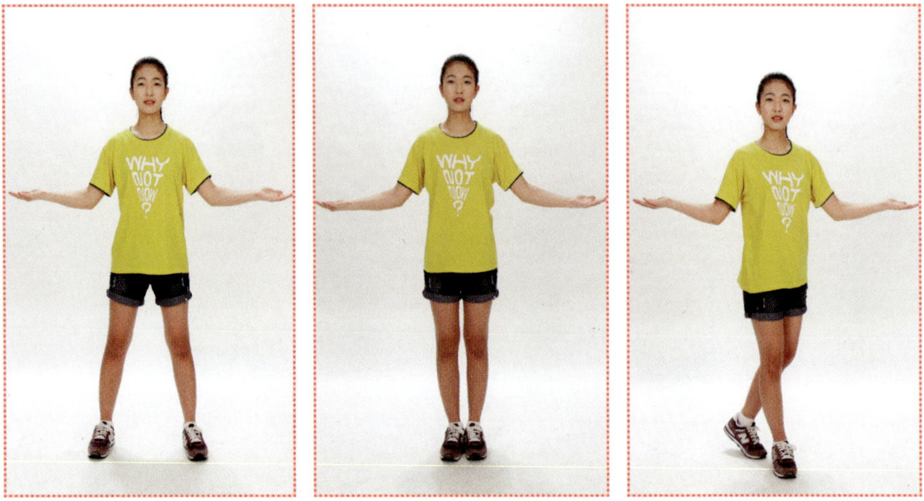

3. 1번을 반복

4. 왼발을 오른쪽 사선 뒤로 스텝. 오른발 옆으로 스텝하면서 우로 1/2턴. 왼발 옆으로 스텝. 오른발을 왼발 옆으로 가져와 모은다. (1~4)

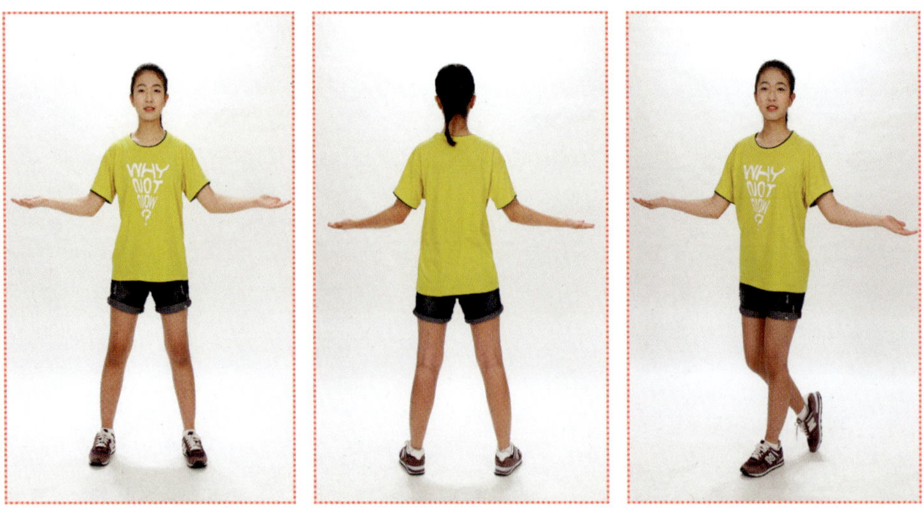

5. 무릎을 살짝 접어 오른발을 왼쪽 사선으로 4회 들어 올리고 내린다. (인사이드 대퇴근이 위를 향한다.) (1~8)

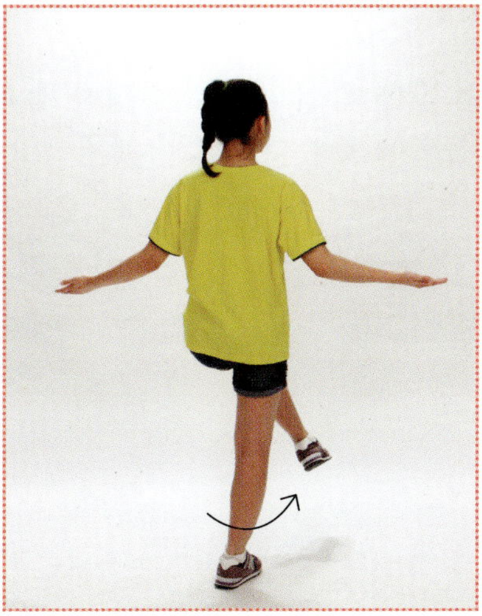
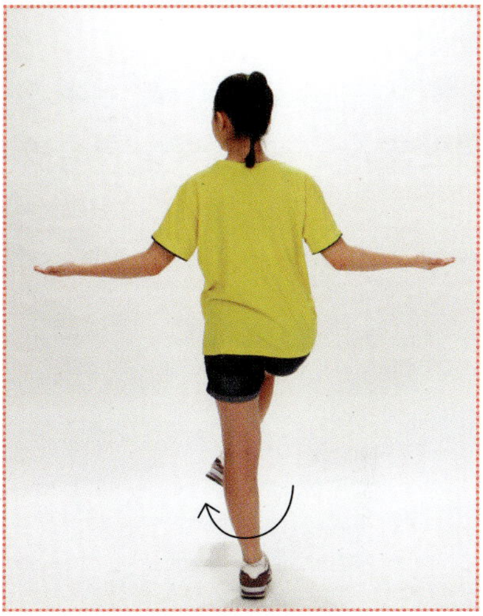

6. 무릎을 살짝 접어 왼발을 오른쪽 사선으로 4회 들어 올리고 내린다. (인사이드 대퇴근이 위를 향한다.) (1~8)
7. 뒤를 향한 채로 1~6번을 반복한다. (앞을 향하여 끝난다.)
8. 옆사람과 잡았던 양 손을 놓고 걸으면서 원래 자기 자리로 돌아온다. (1~16)

팔·다리동작

1. 다리 동작: 오른발을 옆으로 스텝하고 왼발을 오른발에 모은다. 2회 반복
   팔 동작: 오른발 스텝할 때 양팔을 가슴 앞에서 양옆으로 수평하게 펴고, 왼발을 모을 때 양팔을 가슴 앞에서 모아 접는다.

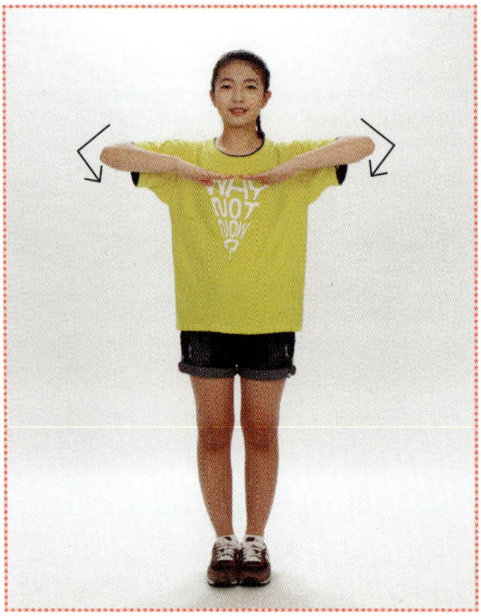

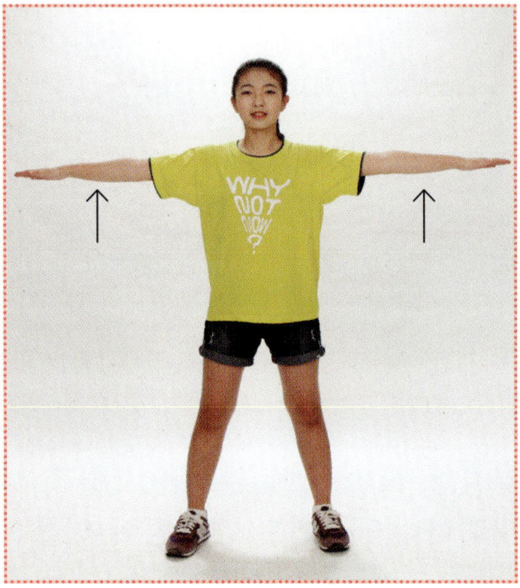

2. 왼발을 옆으로 스텝하면서 양팔을 가슴 앞에서 양옆으로 수평하게 펴고, 오른발을 왼발에 모으면서 양팔을 가슴 앞에서 모아 접는다. 2회 반복
3. 1~2번을 반복
4. 오른발 앞으로 스텝(1), 왼발 제자리 스텝(2), 오른발을 우로 1/4턴하여 제자리 걸음(3), 왼발을 오른발 옆으로 모은다(4). 다시 한번 오른발 앞으로 스텝(5), 왼발 제자리 스텝(6), 오른발을 우로 1/4턴하여 제자리 걸음(7), 왼발을 오른발 옆으로 모으면서 박수를 한번 친다(8).

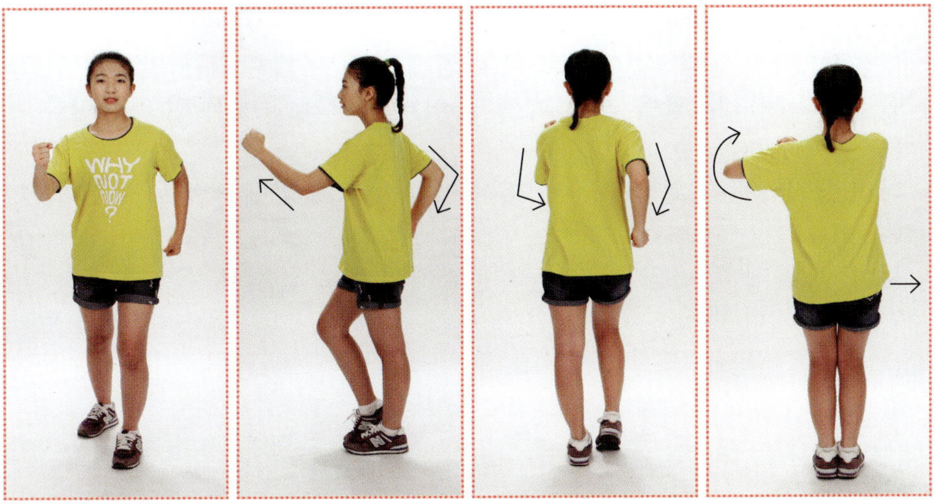

5. 두 손은 가슴 앞에서 모은 상태를 유지하고, 두 발을 모으고 체중과 힙을 왼쪽부터 좌우로 움직이며 옆구리 운동을 한다. (1~8)

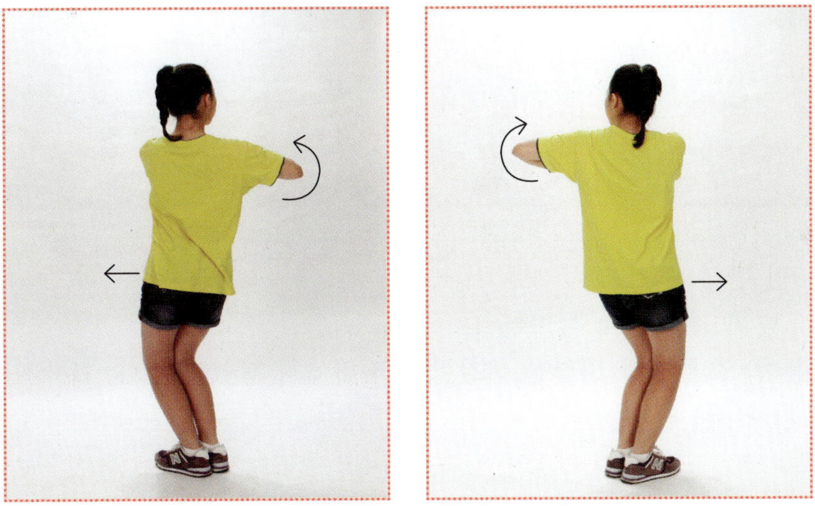

6. 뒤를 향한 채 1~5번을 반복하면 앞을 향하여 끝난다.

7. 다리 동작: 1~2번과 동일하다.
   팔동작: 다리 동작 1번에 오른팔을 곧게 펴서 어깨를 크게 앞에서 뒤로 돌린다(1~2). 두 팔을 곧게 펴서 양 어깨를 크게 앞에서 뒤로 돌린다.(3~4)
   다리 동작 2번에 왼발을 곧게 펴서 어깨를 크게 앞에서 뒤로 돌린다.(5~6)
   두 팔을 곧게 펴서 양 어깨를 크게 앞에서 뒤로 돌린다. (7~8)
   7번 전체 2번 반복

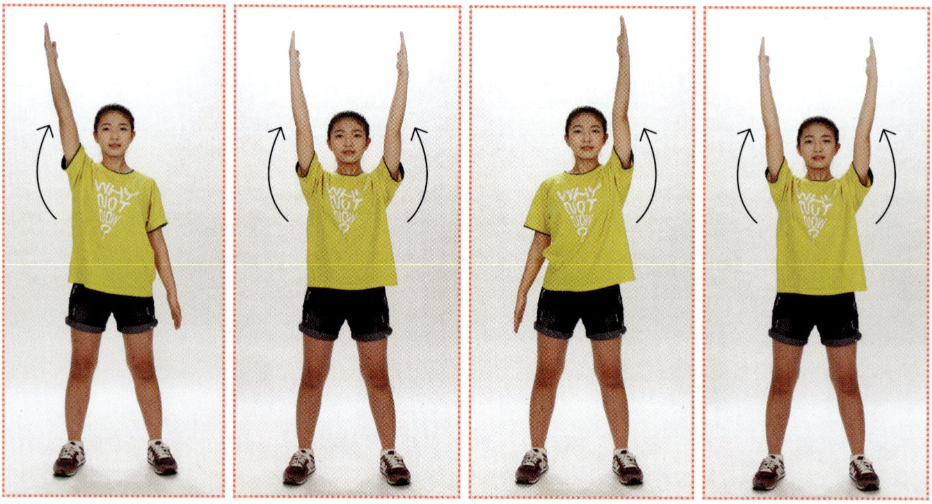

8. 4~6번 반복
9. 다리 동작: 1~2번과 동일하다.
   팔 동작: 오른팔과 왼팔을 번갈아 머리위에서 접었다 편다. (1~8)
   9번 전체 2번 반복

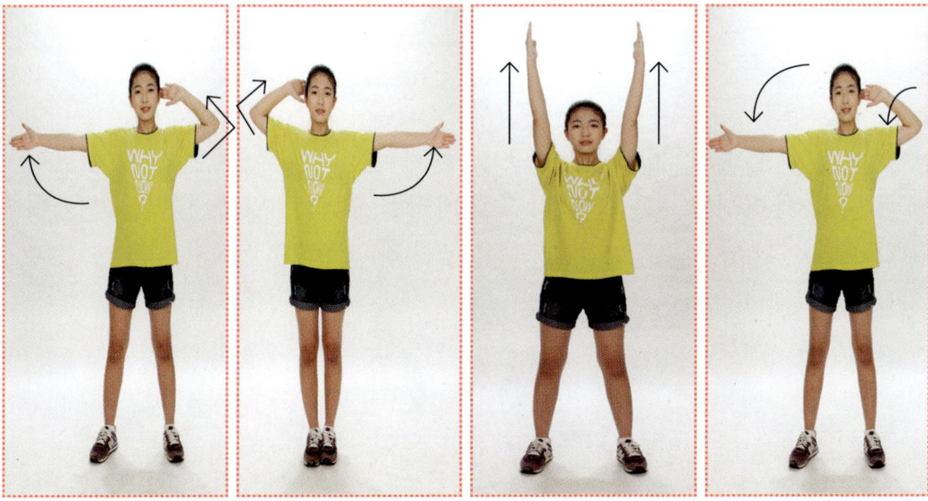

10. 4~6번 반복

정리운동

1. 가볍게 걸으면서 숨을 들이 마시며 양팔을 벌려 머리 위로 모았다(1~4) 숨을 내쉬며 양팔을 내린다. (5~8)

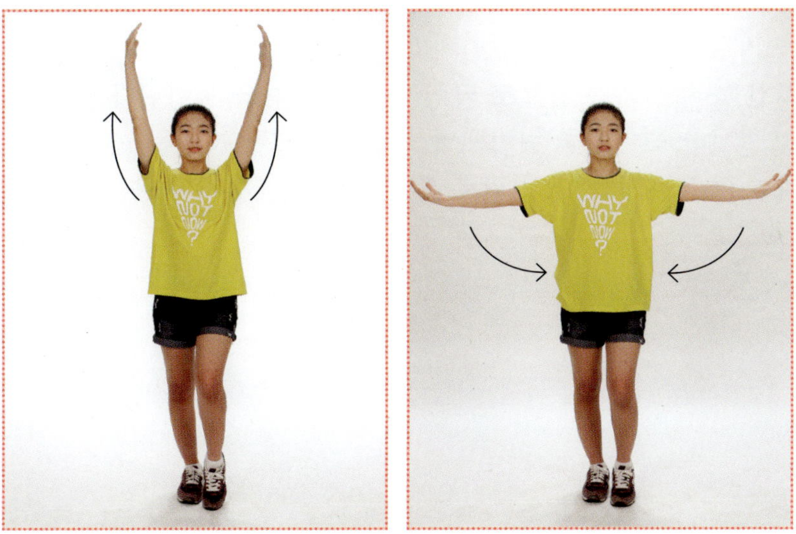

2. 가볍게 걸으면서 양팔을 벌려 어깨까지 올렸다(1~4) 숨을 내쉬며 양팔을 내린다. (5~8)
3. 1~2번 반복
4. 양 무릎을 가볍게 구부리고 양손을 깍지끼고 가슴 앞으로 끌어 모으면서 숨을 들이쉰다. (1~2) 깍지낀 손바닥을 앞으로 밀어내면서 숨을 내쉰다. (3~8)

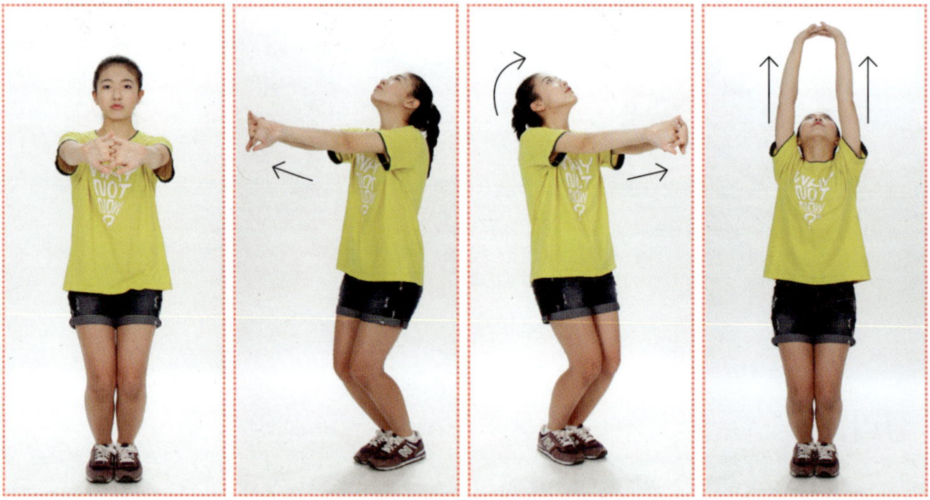

5. 깍지낀 양손을 가슴 앞으로 끌어 모으면서 숨을 들이쉰다. (1~2) 깍지낀 손바닥을 오른쪽으로 밀어내면서 숨을 내쉰다. (3~8)
6. 깍지낀 양손을 가슴 앞으로 끌어 모으면서 숨을 들이쉰다. (1~2) 깍지낀 손바닥을 왼쪽으로 밀어내면서 숨을 내쉰다. (3~8)
7. 깍지낀 양손 바닥을 머리 위로 쭉 뻗어 밀어내면서 숨을 깊게 들이쉰다. (1~8)

8. 호흡을 내쉬면서 팔을 위에서부터 둥글게 내리면서 마무리 한다.

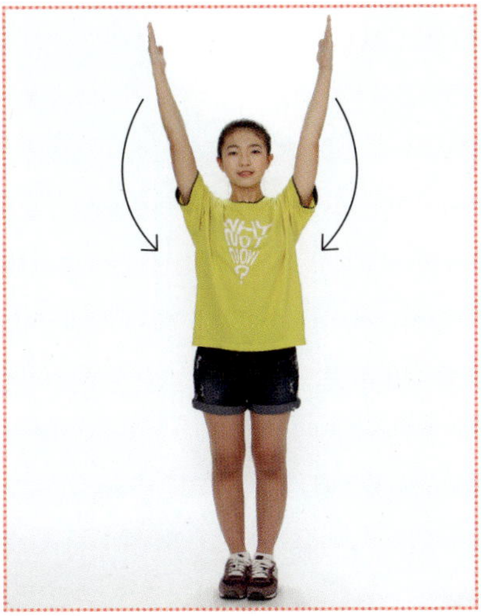

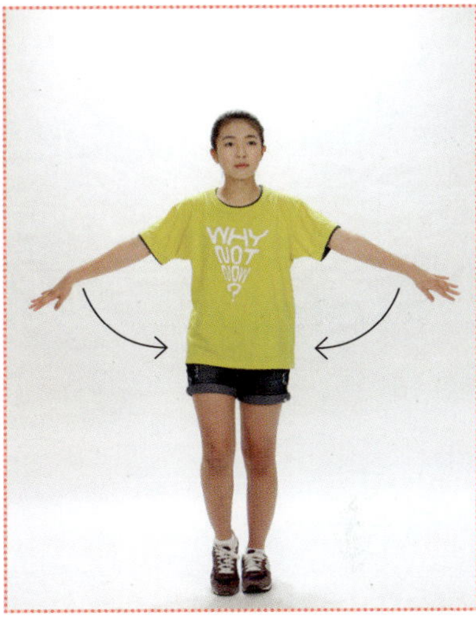

제3장
라인댄스

1. 힙합라인댄스 (Hiphop Line Dance)

현대 표현 활동은 자유분방하고 에너지가 넘치는 청소년들의 감정을 표출하고 공감하는데 있어 중요한 전달 수단이 되고 있다. 요즘 여러 매체에서 쉽게 접할 수 있는 힙합, 비보이 춤을 보면 그 현란함과 기묘함에 흥미를 느끼는데 이는 사람의 감정을 고난도의 동작으로 창의적이고 자유롭게 표현하기 때문이다. (이민표 외 14명, 2013)

힙합라인댄스 작품1

- count: 48
- wall: 4

1. 무릎과 힙을 가볍게 바운스를 주면서 양 다리를 어깨 너비로 벌린 채 번갈아 딛는다. 양팔은 몸 앞에서부터 서서히 양 옆으로 들어올린다.

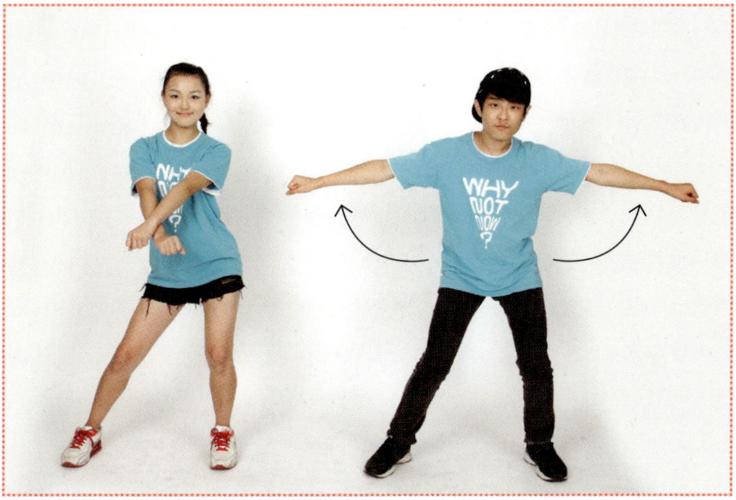

2. 하체는 1번과 같고, 양 손은 머리 뒤에 둔다.

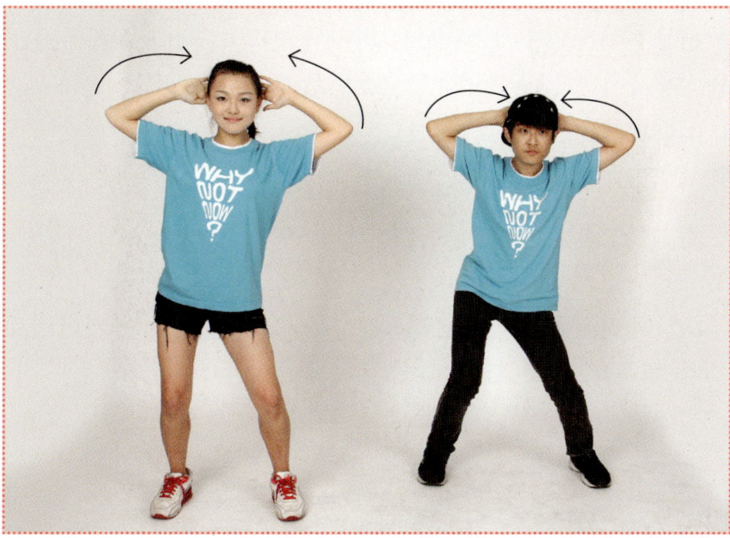

3. 무게 중심은 오른발에 두고 무릎에 바운스를 주면서 몸통은 왼쪽 사선을 향한다. 양 팔을 몸 앞에서 돌리면서 허리 아래에서부터 머리 높이까지 들어올린다. 반대쪽도 같이 한다.

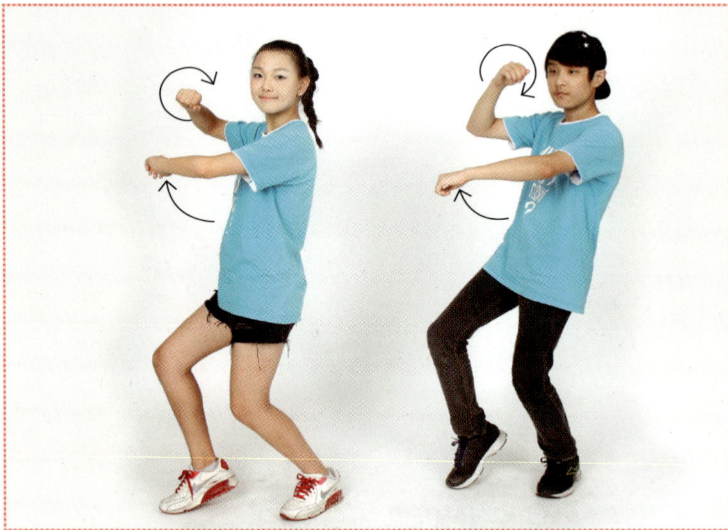

4. 왼발을 왼쪽으로 스텝, 오른발은 왼발 뒤로 스텝, 왼발은 다시 왼쪽으로 스텝, 오른발을 왼발 옆에 모은다.-바인스텝
5. 3~4번 동작을 반복으로 실시
6. 왼발을 앞으로 스텝, 오른발을 제자리스텝, 왼발을 뒤로 스텝하고 재빨리 오른발을 왼발에 모으며 무게중심을 바꾸어서 (&) 다시 왼발을 앞으로 스텝
7. 좌로 1/4턴 하면서 오른발을 옆으로 내딛고, 왼발을 어깨너비로 편하게 딛고, 오른발 스텝, 왼발을 오른발에 모은다.

힙합라인댄스 작품2

- count: 16
- wall: 2

1. 대각선 방향 앞으로 오른쪽 사이드 스텝, 왼쪽 사이드 스텝, 상체를 앞으로 숙이며 오른팔은 뒤로 뻗으며 오른발을 몸 앞으로 힐터치, 왼팔을 뒤로 뻗으며 왼발을 몸 앞으로 힐터치

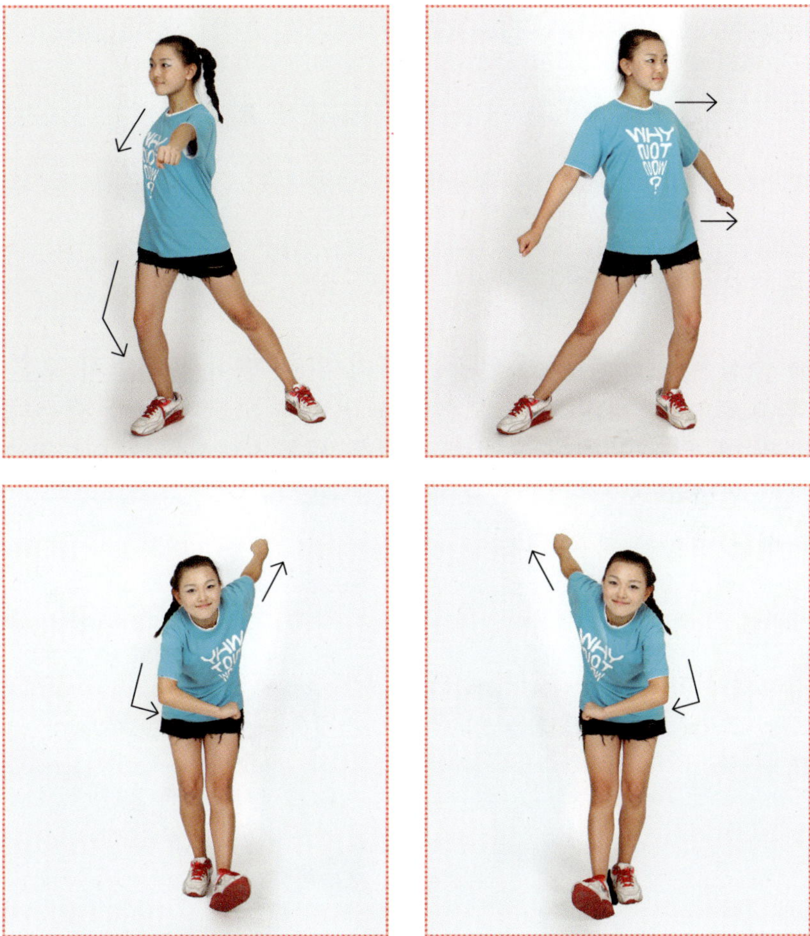

2. 1번 동작을 왼쪽부터 시작하여 반복

3. 무게 중심은 왼발에 두고 오른발을 옆으로 내어 터치스텝, 오른발을 왼발에 모으며 몸을 세운다, 왼발을 터치스텝하면서 오른쪽으로 1/4턴, 왼발을 오른발에 모으며 몸을 세운다.

* 시범 사진은 뒷모습입니다.

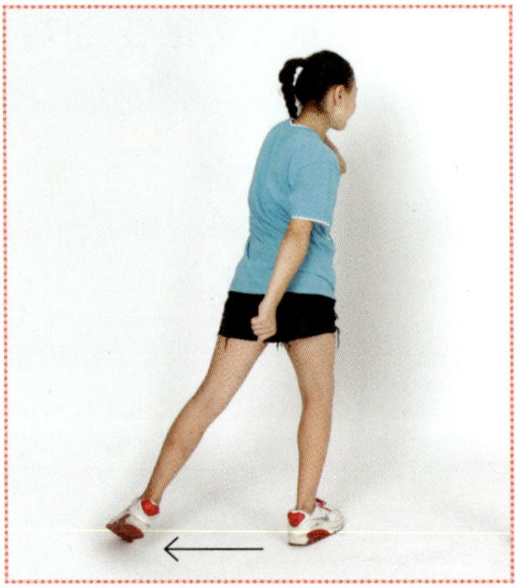

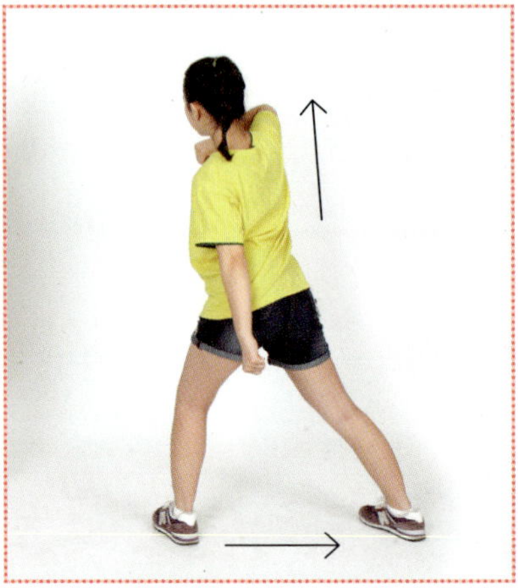

4. 무게 중심은 왼발에 두고 왼팔을 머리 위로 뻗어 올리면서 오른발을 옆으로 내어 터치스텝, 오른발을 왼발에 모으며 몸을 세운다, 오른팔을 머리 위로 뻗어 올리며 왼발을 터치스텝하면서 오른쪽으로 1/4턴, 왼발을 오른발에 모으며 몸을 세운다.

* 팔을 뻗는 방향은 자유롭다.

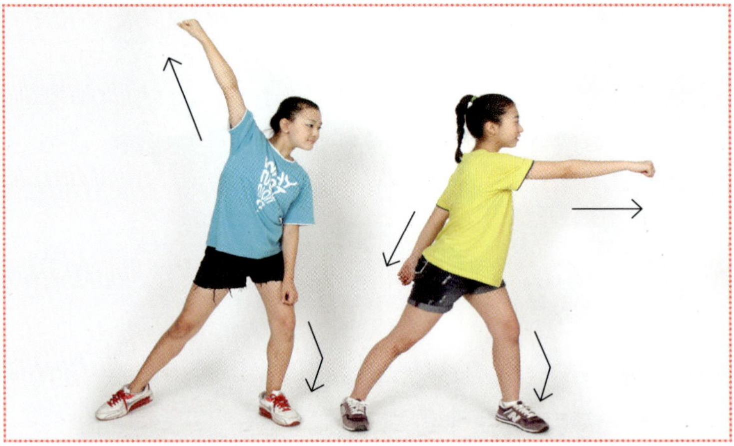

2. 치어리딩댄스 (Cheerleading Dance)

치어리딩은 각종 행사에서 박수, 노래, 함성 등 여러 가지 방법으로 자기편 선수를 격려하는 응원이다. 치어리딩 활동은 시작하기 전에 충분한 준비운동과 스트레칭을 실시하고 동작을 마칠 때는 정리운동을 하여 부상을 방지하도록 한다. 효과적인 치어리딩이란 관중과 호흡을 잘 맞추어 열광적인 응원이 될 수 있는 것을 말한다. 이를 위해서는 동작이나 대형 음악, 의상 등 여러 나라 분야에 걸쳐 노력해야 한다.(중학교 체육, 2013)

치어리딩댄스 작품1

- count: 48
- wall: 2

1. 양 다리는 벌려 딛고, 양 팔꿈치를 접어 몸통 앞에 수평하게 들고 몸통을 오른쪽으로 튼다.(예비)
2. 반동을 주듯 정면으로 세우고 두 팔을 어깨 사선 위으로 들어 뻗는다. 오른발을 왼발 뒤로 들어찬다.
3. 1번과 2번 동작을 반복하는데, 2번 동작의 팔을 펼치는 위치만 사선 아래 1번, 어깨 수평, 1번, 어깨 사선 위, 1번

4. 왼발을 뒤로 들어올리며, 왼 주먹을 가볍게 쥐어 몸통 왼쪽에서 팔꿈치를 접어 위로 올렸다 왼발과 왼발을 그대로 내린다.
5. 오른팔을 어깨에 수평하게 팔꿈치를 접었다 두 팔을 수평하게 펼친다.
6. 두 팔을 팔꿈치를 접어 몸통 앞에서 수평하게 접었다 다시 펼쳐 아래로 크게 돌린다.
7. 다리를 재빨리 모으면서 양 손은 머리 위에서 포개어 쭉 뻗는다.

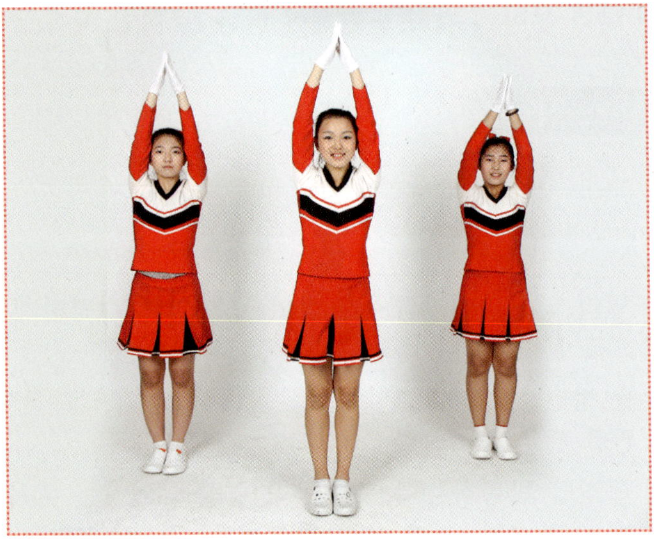

8. 양 다리는 벌려 딛고, 양 팔꿈치를 접어 몸통 앞에 수평하게 들고 몸통을 오른쪽으로 튼다.

9. 두 팔을 어깨 사선 위로 펼쳐 뻗으며 왼발로 딛고 몸을 세운다.

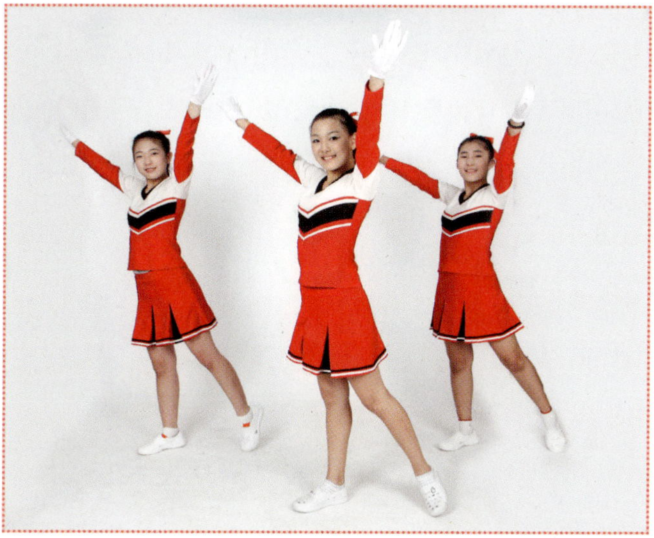

10. 왼팔은 펴고 오른팔만 감아 몸통과 함께 왼쪽으로 트위스트. 이때 오른발은 쭉 뻗어 땅에 찍는다.

11. 다시 오른팔을 뻗어 양팔을 어깨 사선 위로 펼치고, 오른발로 딛고 몸을 세운다. 두 팔을 몸 앞에서 수평으로 팔꿈치를 접어 붙이고 왼발을 쭉 뻗어 땅에 찍는다.

12. 양 팔을 어깨 수평하게 펼쳐서 몸 전체가 돌아가듯 돌리고 왼발로 딛어 몸을 세운다.
    양 팔꿈치를 접어 몸에 붙이고 오른발을쭉 뻗어 땅에 찍는다.

13. 12번 동작을 오른 방향으로 실시

14. 9~11번을 다시 한번 반복

15. 오른팔은 위로, 왼팔은 아래로 쭉 뻗는다. 오른쪽 무릎을 살짝 구부려 체중을 싣는다.

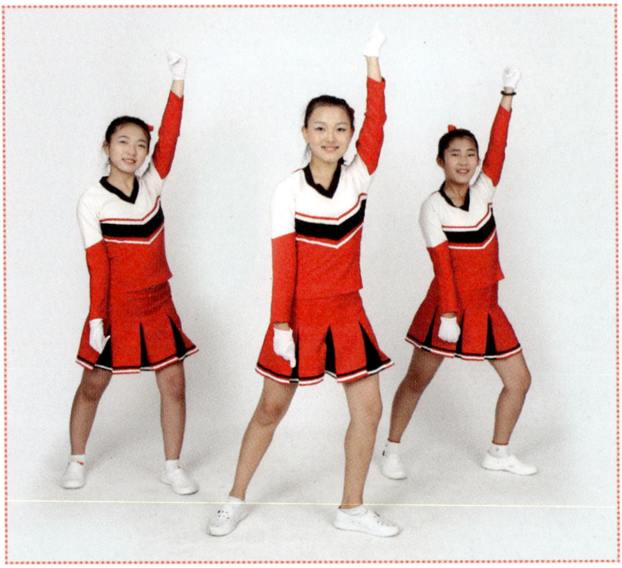

16. 오른발은 뒤로 들어올리고, 왼발로 무게 중심을 옮기면서 오른쪽으로 1/2턴, 이때 왼팔을 위로, 오른팔을 아래로 바꾸어 뻗는다.

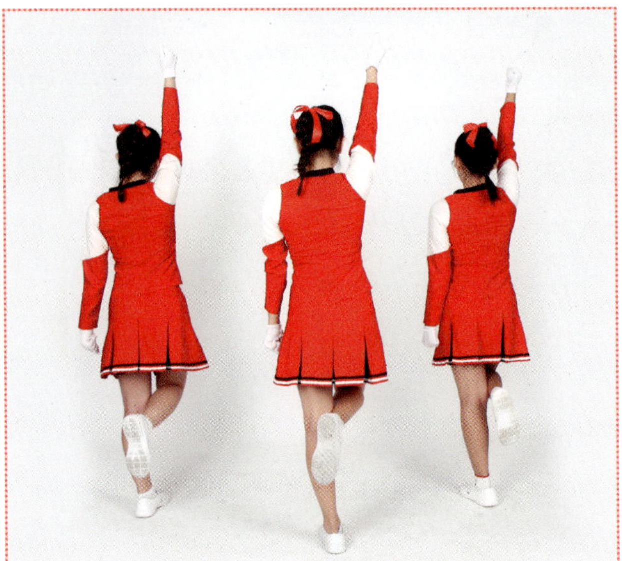

17. 다리를 모으고 양팔은 어깨와 수평하게 든다.

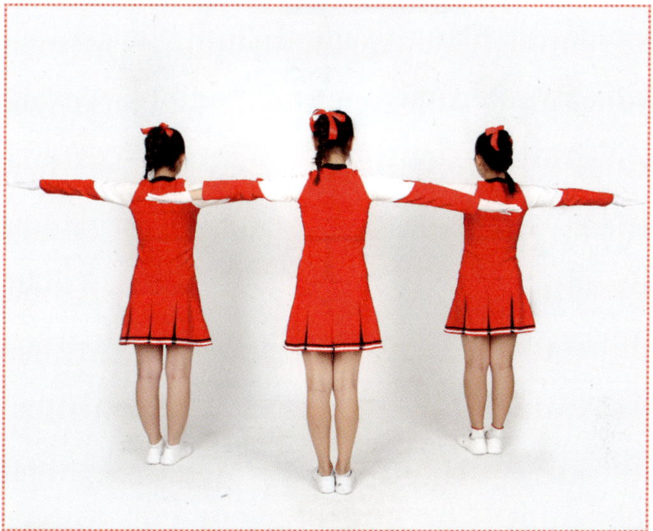

18. 양 다리는 벌려 딛고, 양 팔꿈치를 접어 몸통 앞에 수평하게 들고 몸통을 오른쪽으로 튼다.(8, 제일 처음 예비 동작으로 돌아간다.)

치어리딩댄스 작품2

- count: 48
- wall: 4

1. 오른다리에 체중을 두고 왼발은 뒤로 무릎을 굽혀 뛴다. 이때 오른손은 가볍게 주먹을 쥐고 팔꿈치를 접어 몸 앞에서 돌려 오른쪽 사선 위로 찍고 왼발은 땅에 딛으면서 팔을 펴서 다시 몸 앞에서 돌린다.

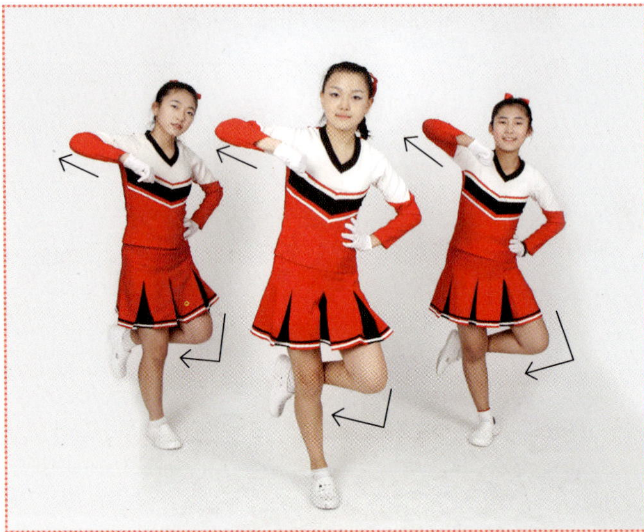

2. 왼발은 다시 뒤로 차고, 오른 팔을 오른쪽 사선 위로 쭉 뻗는다.

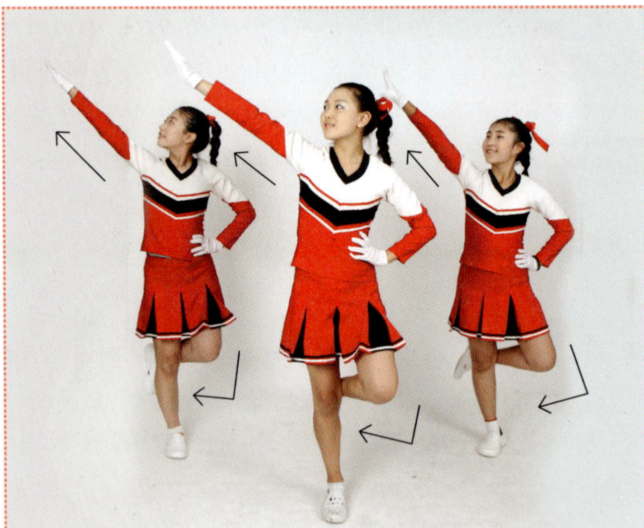

3. 왼발을 내려 놓으며 몸통을 살짝 오른쪽으로 틀어 왼팔을 오른쪽 겨드랑이부근에서부터 시작하도록 가져다 놓고 왼발을 뒤로 차면서 왼팔을 왼쪽 사선 위로 쭉 뻗어 뿌린다.

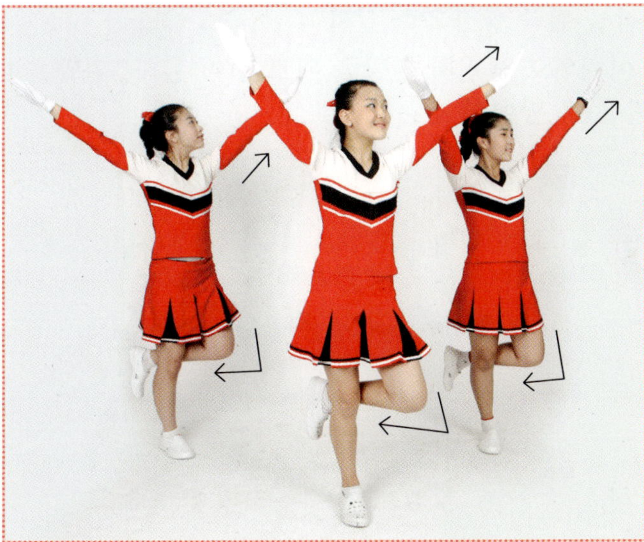

4. 양 팔꿈치를 접어 두 팔을 가슴 앞에 두고 몸통을 왼쪽으로 트위스트 한다.

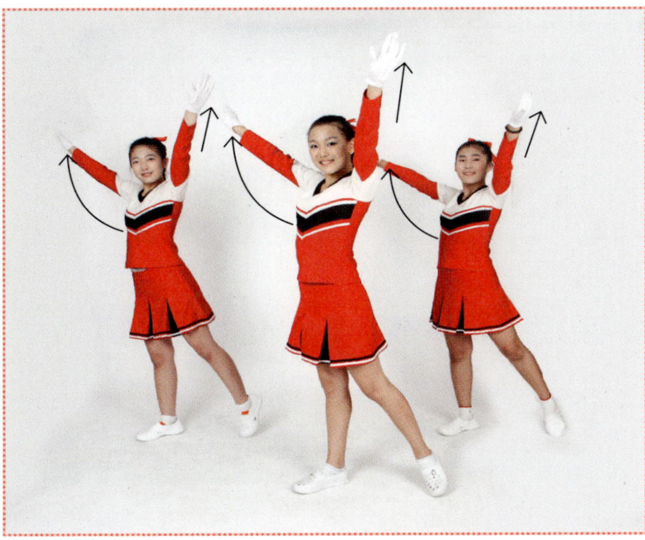

5. 양 손을 머리 위 사선으로 펼치며 왼쪽 다리에서 오른쪽 다리로 중심을 바꿔 몸을 세웠다가 양 팔꿈치를 접어 두 팔을 가슴 앞에 두고 몸통을 오른쪽으로 트위스트 한다.
6. 1~5번 동작을 왼쪽 방향으로 실시
7. 오른손을 어깨위로 들면서 왼발을 뒤로 접어 든다. 왼발은 다시 내려 놓고, 왼팔은 몸 앞에서 접는다.

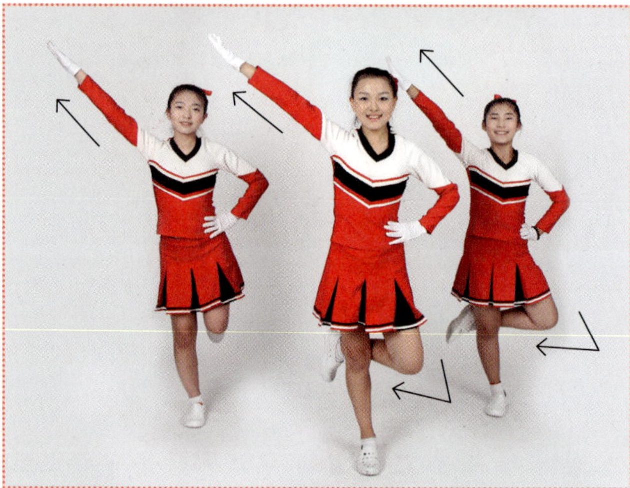

8. 왼손도 어깨 위로 들고 오른발을 뒤로 접어든다.

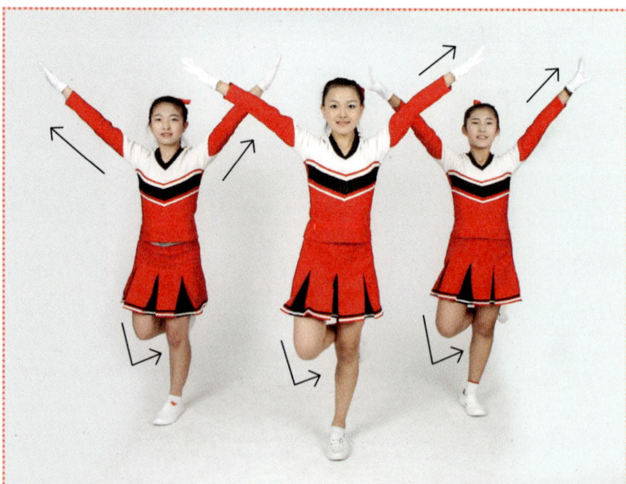

9. 오른발은 내려놓고, 두 팔을 곧게 편 채로 몸 앞에서 돌린다.
10. 두 팔을 어깨 높이에서 수평하게 들고 왼발을 뒤로 접어든다.

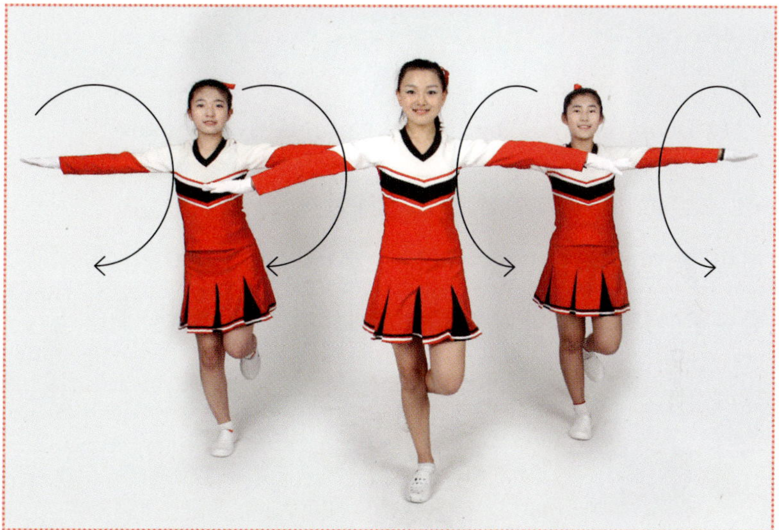

11. 왼발을 내려놓고, 두 팔을 곧게 편 채로 몸 앞에서 돌린다.
12. 10~11번 실시

3. 클립 유어 핸즈 (Clap Your Hands)

- 안무: Vivienne Scott
- count: 48
- wall: 4
- 음악: 'My Dear Botanist' by Dyana Natalya Syenchukov

1~2, 3~4 오른발 오른쪽 사이드 스텝하면서 갤로핑

5~6 오른발 앞으로 왼발 크로스 락, 오른발 짚기

7~8 왼발로 사이드스텝 하며 왼쪽으로 1/4턴

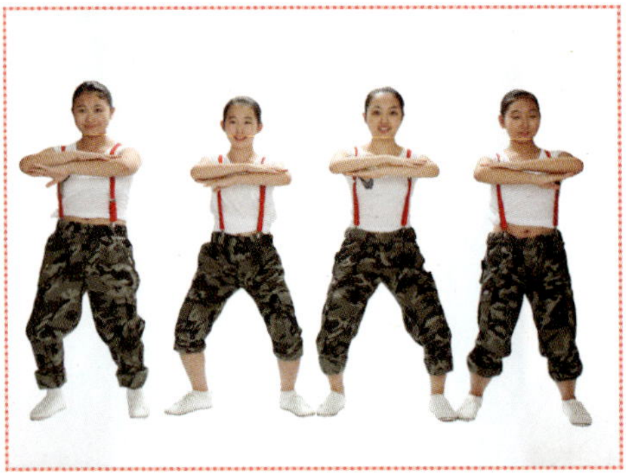

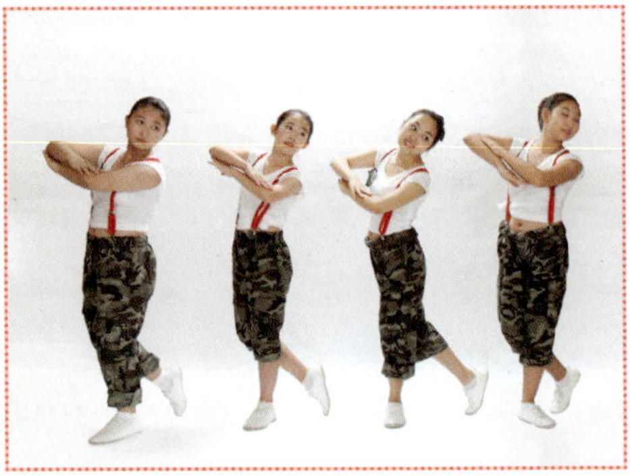

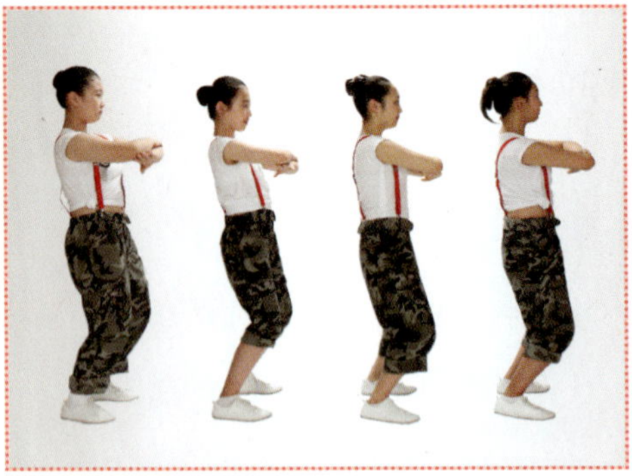

9~16 위의 동작 반복하며 왼쪽으로 1/4턴 하여 뒤를 향하기

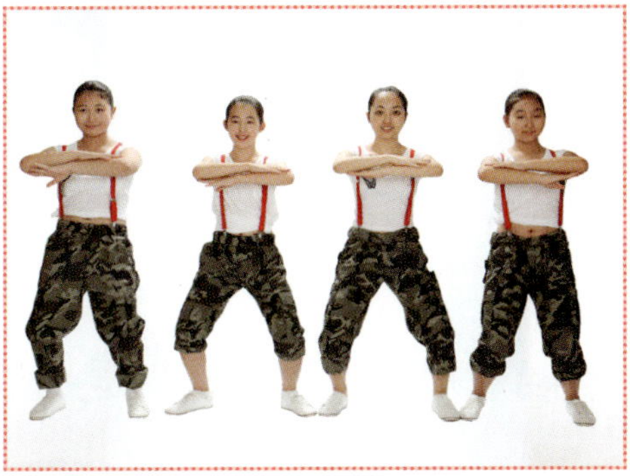

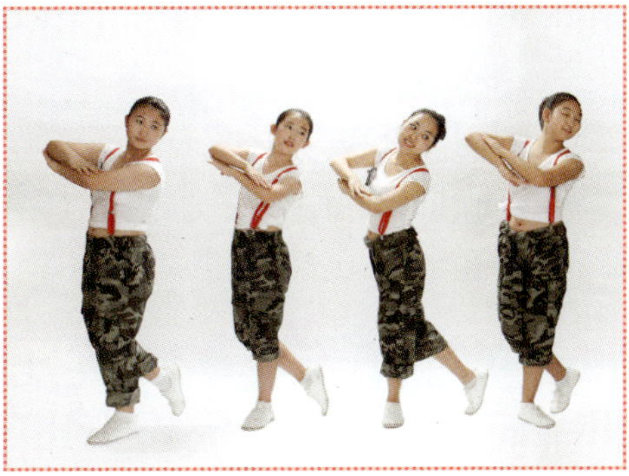

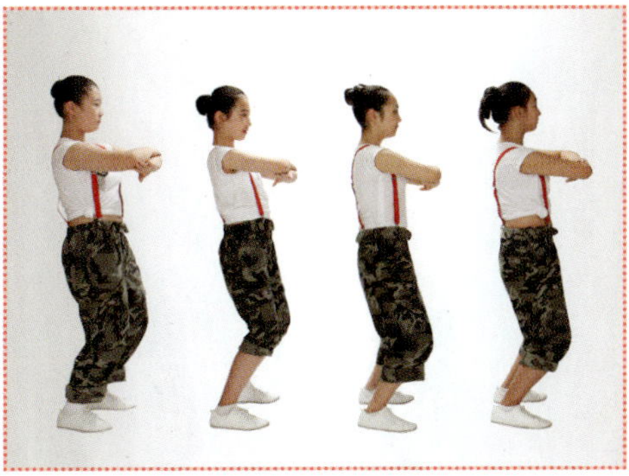

17~18 오른발, 왼발 워킹

19~20 어깨 위로 박수 세 번

21~24 17~반복

25~26 오른쪽으로 오른발부터 워킹하며 턴

27~28 제자리에서 오른발, 왼발, 오른발로 붙여서 스텝

29~32 25~왼쪽으로 반복

4. 춤추는 풍선

- 곡명: 춤추는 풍선
- 작곡: 허미경
- 작사: 김효진
- count: 32
- wall: 4

1. 오른발을 옆으로 무릎을 살짝 구부려서 토 터치, 왼발을 오른발 앞으로 무릎을 살짝 구부려서 토 터치: 1~4

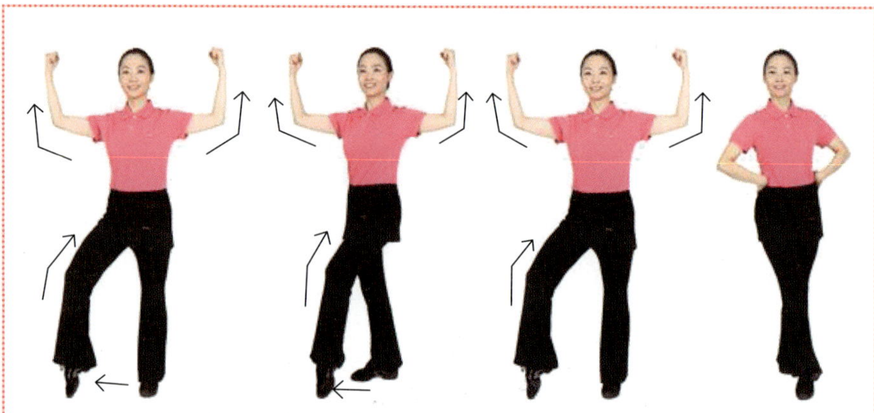

2. 오른발을 옆으로 무릎을 살짝 구부려서 토 터치, 왼발을 오른발 뒤로 스텝, 오른발 제자리에 스텝: 5~8

3. 왼발을 옆으로 무릎을 살짝 구부려서 토 터치, 오른발을 왼발 앞으로 무릎을 살짝 구부려서 토 터치: 1~4

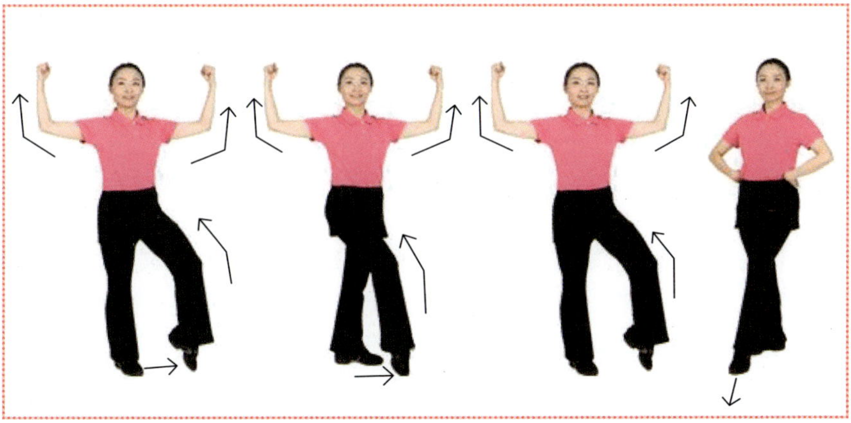

4. 왼발을 옆으로 무릎을 살짝 구부려서 토 터치, 오른발을 왼발 뒤로 스텝, 왼발 제자리에 스텝: 5~8
5. 전진 투스텝(오른발 – 왼발 – 오른발 – 왼발): 1~8
6. 후진 스텝(오른발 – 왼발 – 오른발 – 왼발): 1~4
7. 체중 없이 오른발을 왼발 사선 앞으로 포인트, 체중 없이 오른발을 오른쪽 사선 뒤로 포인트: 1~4
8. 7번을 1/2 빠른 박자로 반복(좌로 1/4턴), 오른발 옆, 왼발을 오른발에 모은다. 5~8

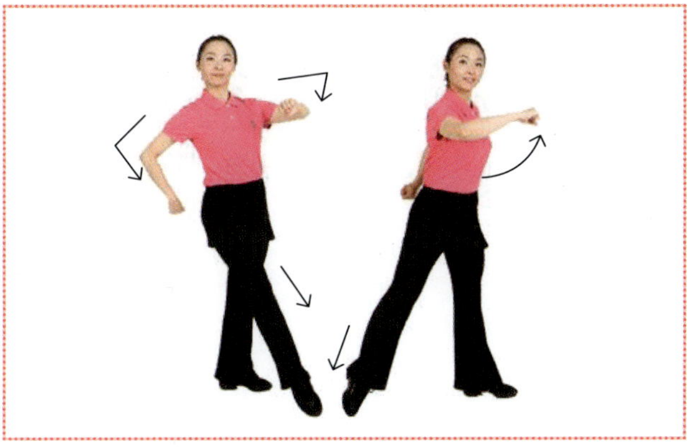

5. 휙휙휙

- 곡명: 꼬불꼬불 지팡이
- 작곡: 황옥경
- 작사: 김명희
- count: 32
- wall: 4

1. 오른발 옆으로 스텝, 왼발을 오른발에 모으고 오른발 옆으로 스텝, 왼발을 오른발 뒤로 스텝, 오른발 제자리 스텝, 왼발을 오른발 앞으로 스텝, 오른발 제자리에 스텝, 왼발 옆으로 놓고 오른발을 모은다.: 1~8

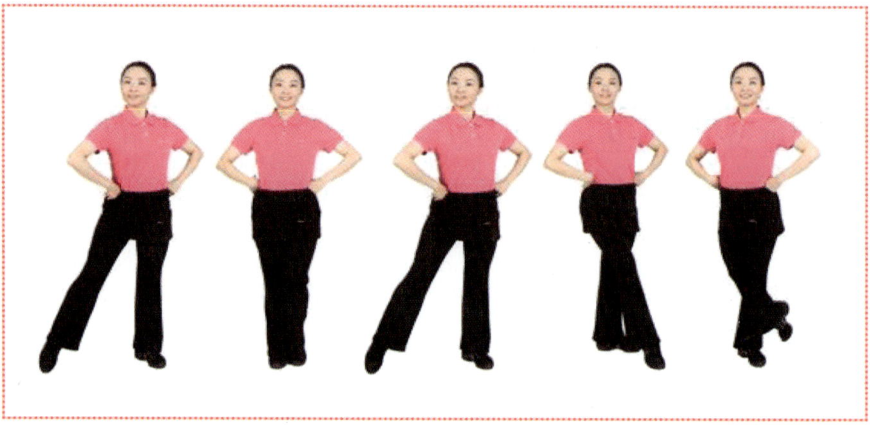

2. 왼발 옆으로 스텝, 오른발을 왼발에 모으고 왼발 옆으로 스텝, 오른발을 왼발 뒤로 스텝, 왼발 제자리 스텝, 오른발을 왼발 앞으로 스텝, 왼발 제자리에 스텝, 오른발 옆으로 놓고 왼발을 모은다.: 1~8

3. 오른발 딛으면서 왼발 앞으로 킥, 왼발 딛으면서 오른발 앞으로 킥: 1~4

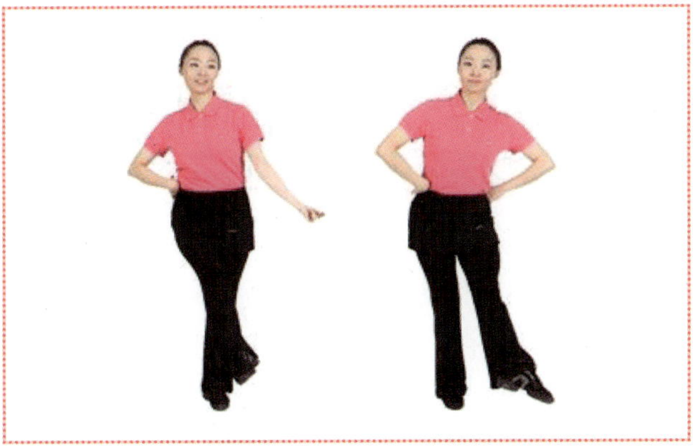

4. 양발을 번갈아 찬다.(왼발 - 오른발 - 왼발 - 오른발): 5~8
5. 오른발부터 후진 투스텝 4회: 1~8
6. 오른발 옆으로 스텝, 왼발 옆으로 스텝, (오른발을 뒤로 스텝하고 왼발을 오른발에 모은다.) - 3박. 오른발 앞으로 스텝: 1~4

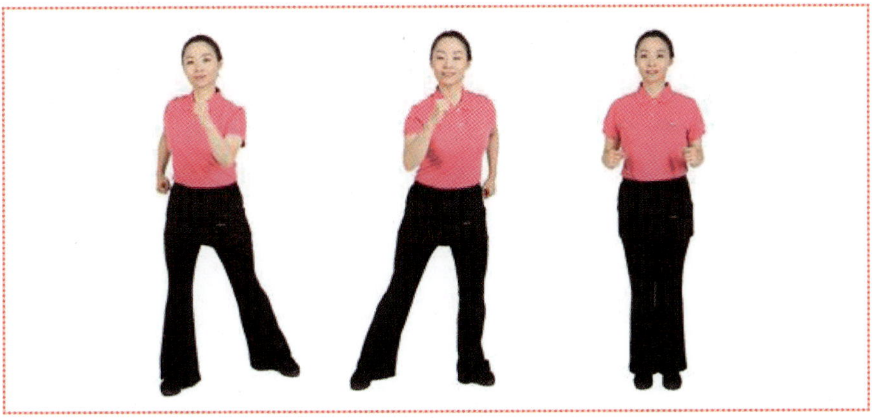

7. 왼발 옆으로 스텝, 오른발 옆으로 스텝, (왼발을 뒤로 스텝하고 오른발을 왼발에 모은다.) - 3박(좌로 1/4턴) 왼발 앞으로 스텝: 5~8
8. 처음부터 반복

제4장
영어로 하는 라인댄스

현대의 표현방법은 자신의 생각이나 감정을 자유롭고 창의적인 방법으로 표현하려고 한다. 이러한 표현 욕구는 언어로 표현하면 문학이 되고 소리로 표현하면 음악이 되고, 색으로 표현하면 미술이 된다.

현시대는 국내외적으로 영어가 국제어로 통용되고 있으며 이를 위하여 어린이들에 게 자유롭게 독창성을 필요로 하는 창의적인 영어 표현방법이 절실한 때이다.

이러한 시점에 자기표현에 어색해 하는 어린이에게 용기를 주고 수업에 적극적으로 참여할 수 있는 방법으로 영어 노래에 맞춰 신체로 표현활동을 해봄으로써 영어와 표현활동에 더욱 흥미를 가질 수 있으리라 본다. (김두련, 2016)

1. Bibidi babidi boo (비비디 바비디 부)

1948년에 알 호프만과 맥 데이비드, 그리고 제리 리빙스톤이 작사한 재미있는 노래이다. 이 노래는 1950년에 개봉된 디즈니 만화 신데렐라에 사용되었다. 1949년 11월 7일에 페리 코모와 폰테인 시스터즈의 목소리로 녹음이 되었으며 RCA 빅터 레코드에서 출시하여 그 당시 많은 인기를 누렸다. 이 음반은 빌보드 차트 14위에 올랐다. 또한 HMV에 의해 영국에서도 출시되었다.

또한 이 노래는 조 스태포드와 고든 맥래의 목소리로 다시 녹음되었으며, 이들이 부른 노래가 수록된 음반은 캐피털 레코드가 출시하였다. 이 음반은 1949년 12월 16일에 처음으로 빌보드 차트에 진입했으며, 7주 동안 타 차트에 올라 있었다. 이 노래는 캐쉬 박스에서 집계한 최고 판매량에서 7위로 기록되었다.

가사

Salagadoola mechicka boola bibbidi–bobbidi–boo
(살라가둘라 메치카불라 비비디바비디부~)

Put 'em together and what have you got
(합치면 뭐가 나올까)

bibbidi–bobbidi–boo
(비비디바비디부~)

Salagadoola mechicka boola bibbidi–bobbidi–boo
(살라가둘라 메치카 불라 비비디바비디부~)

It'll do magic believe it or not
(믿는 안믿는 이게 마법이지)

bibbidi–bobbidi–boo
(비비디바비디부~)

Salagadoola means mechicka booleroo
(살라가둘라는 메치카불레루)

But the thingmabob that does the job is
(그러나 마법을 부리는 것은)

bibbidi–bobbidi–boo
(비비디바비디부~)

Salagadoola menchicka boola bibbidi–bobbidi–boo
(살라가둘라 메치카불라 비비디바비디부~)

Put 'em together and what have you got
(합치면 뭐가 나올까)

bibbidi-bobbidi bibbidi-bobbidi bibbidi-bobbidi-boo
(비비디바비디 비비디바비디 비비디바비디 부~)

- count: 64
- wall: 2

1. 살라가 둘라 메치카 불라 비비디 바비디 부
   두 팔을 대각선으로 오른쪽 왼쪽 휘두르면서 발동작도 교차한다. (1-8)

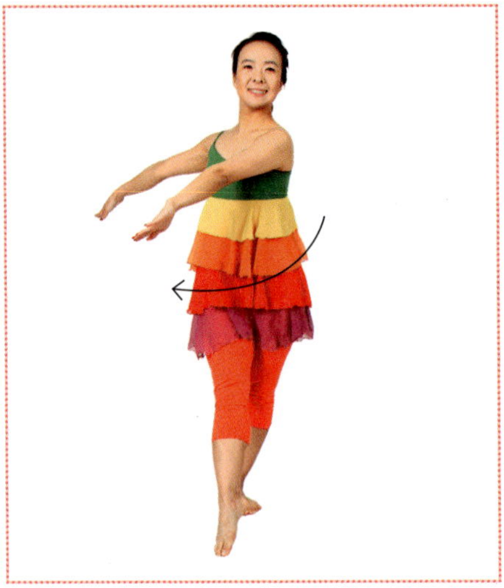

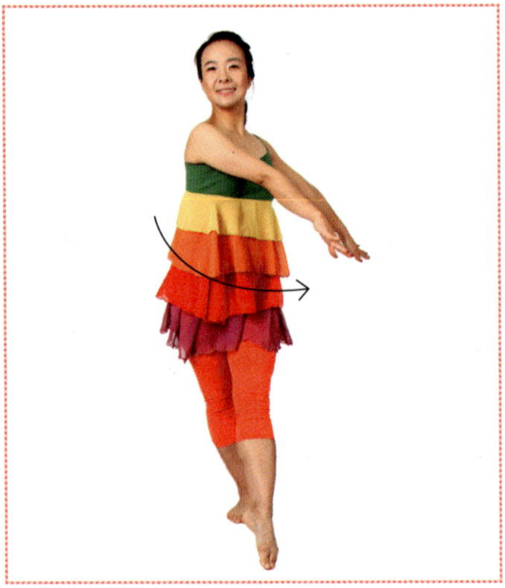

2. 합치면 뭐가 나올까 비비디 바비디 부

펭귄 손을 하고 옆으로 모둠 뛰기 하면서 발끝을 들었다 놓는다. (1-8)

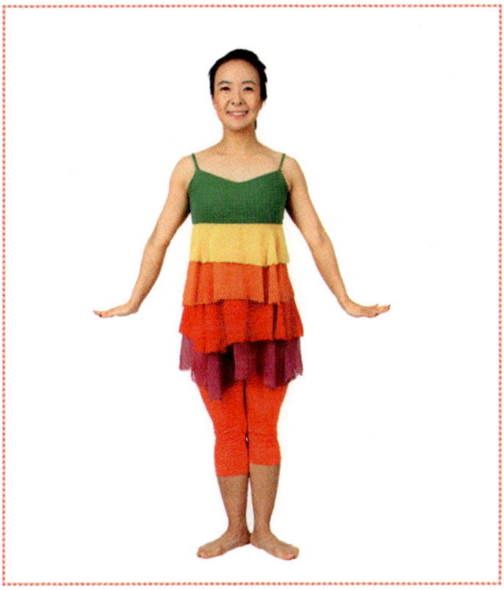
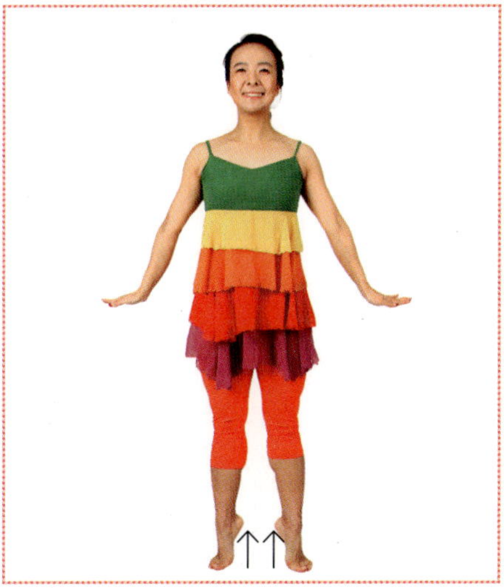

3. 살라가 둘라 메치카 불라 비비디 바비디 부

양 팔을 크게 휘돌리면서 옆으로 이동하며 한쪽 발을 들고 양팔을 위로 올린다.(1-16) 오른쪽 왼쪽 8호간씩 이동한다.

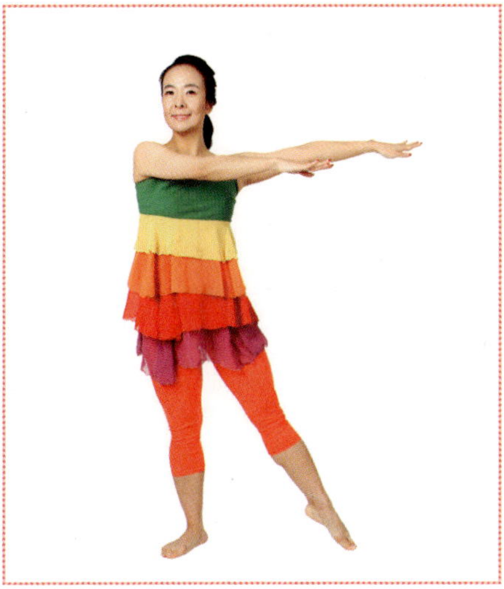
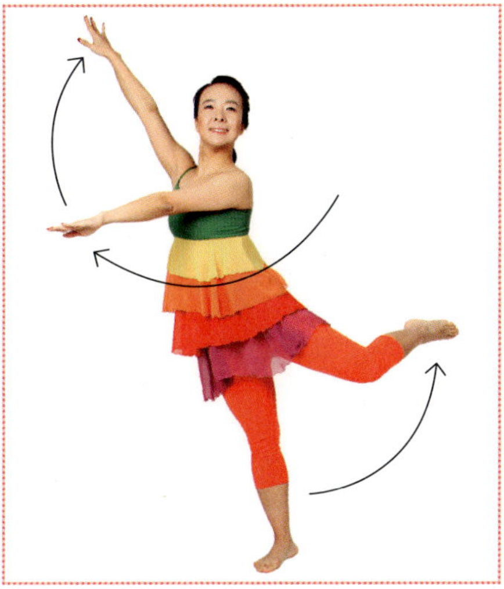

4. 믿는지 안 믿는지 이게 마법이지 비비디 바비디 부

위로 올렸던 양팔을 한팔을 밑으로 내려서 펭귄 포즈로 내린다. (1–8)

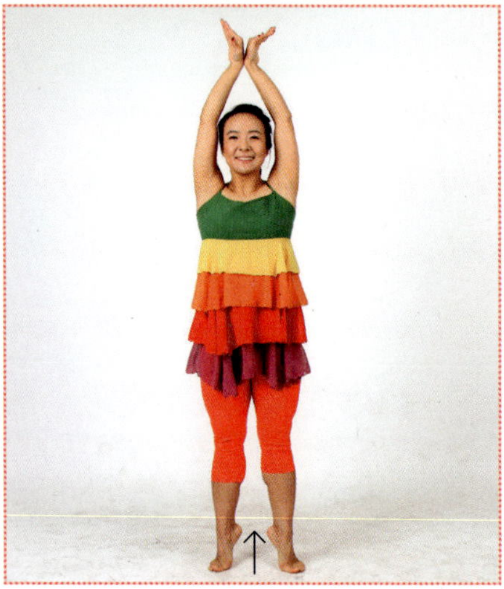

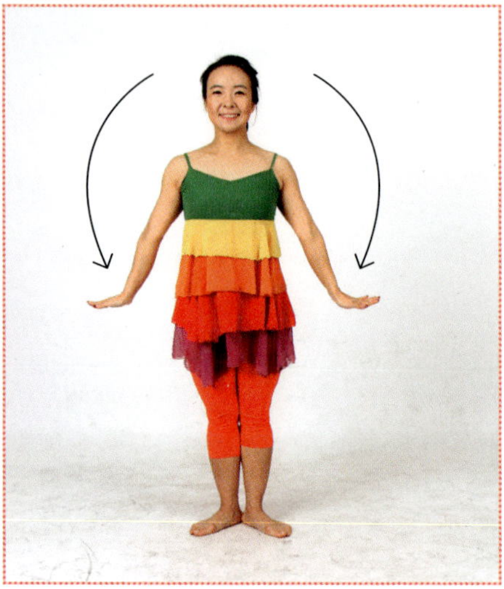

5. 살라가 둘라 메치카 비비디 바비디 부

팔목을 크게 돌리면서 오른쪽 왼쪽을 이동한다. (1–16)

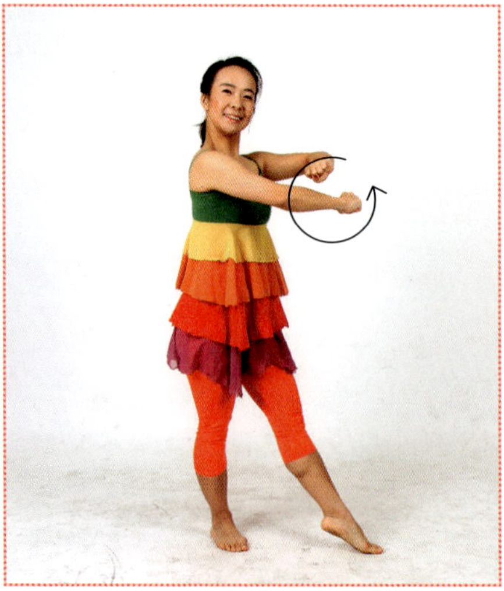

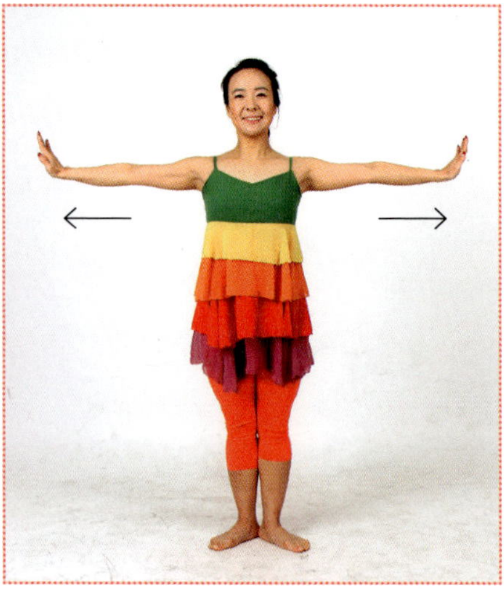

6. 합치면 뭐가 나올까? 비비디 바비디 비비디 바비디 비비디 바비디 부
   양팔을 밑에서 위로 올리면서 계속 돌다 뒤를 보고 끝낸다.(1-12) 뒤를 보고 다시 처음 동작을 시작한다.

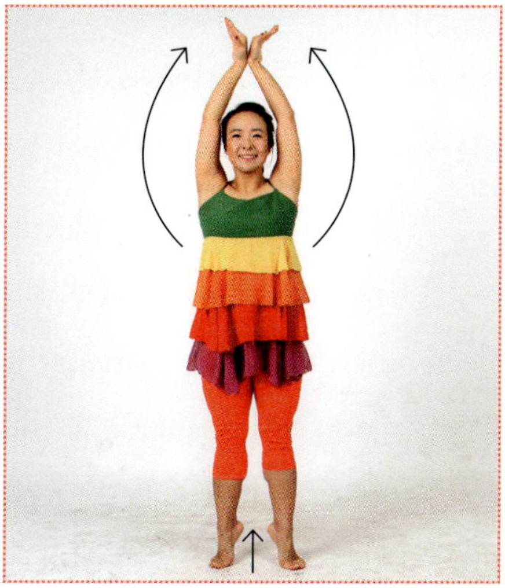

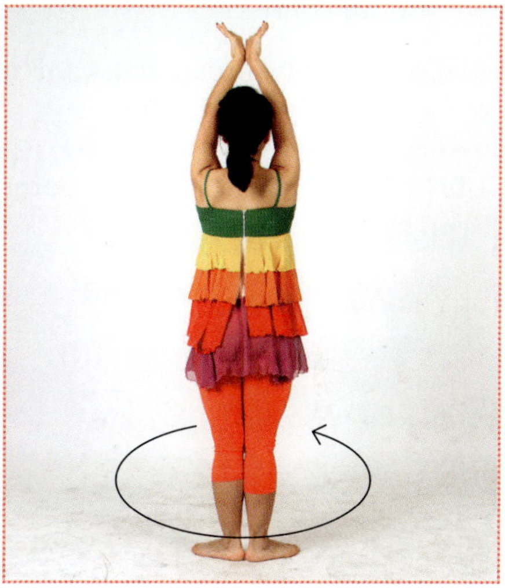

2. 뽀로로송 (Pororo Song)

가사

Hey, it' s pororo
(와아, 뽀로로다)

I like to play all day
Come join me all may friends
(난 매일 놀고 싶어. 친구들아, 나와 함께 하자)

Always happy as can be little penguin pororo
항상 정말 행복해. 작은 펭귄 뽀로로)

Snow covered wonderland
(눈이 원더랜드를 뒤덮었어)

Make way for pororo
(뽀로로에게 길을 열어줘)

Always happy as can be
(항상 정말 행복해)

Everyday new adventure waits for me
(매일 새로운 모험이 나를 기다려)

Call for him our little penguin pororo
(우리의 작은 펭귄을 불러봐요)

Porong Porong pororo
(뽀롱 뽀롱 뽀로로)

- count: 64
- 정면

1. 전주에서 팔을 몸에 붙이고 손끝을 올려 펭귄 자세를 한 뒤 뛰어나온다. (1–8)

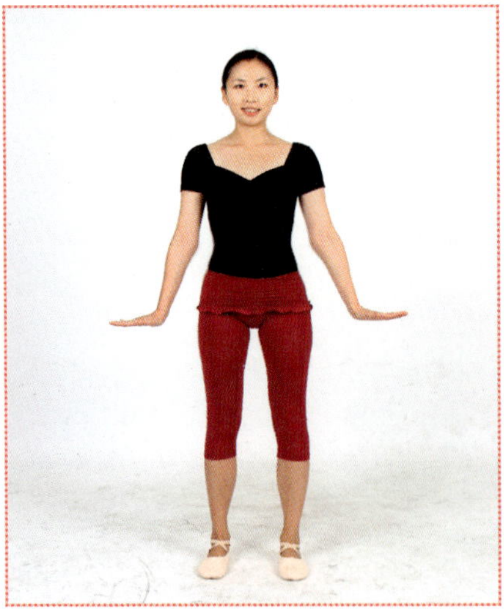

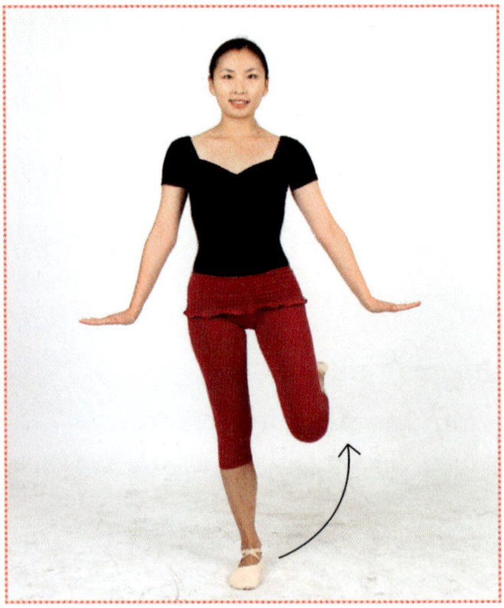

2. 하늘로 V자를 그린 후 한 번 더 그려주면서 바깥쪽 다리를 들어준다. (1–8)

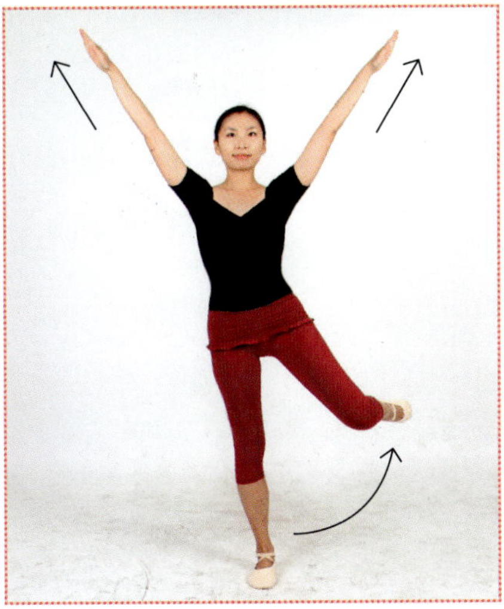

3. 팔꿈치로 오른쪽을 찌르고 펼치며 한 번 더 찌른다. 발은 오른쪽으로 두 번 뛰어준다. 왼쪽으로 반복한다. 각각 1번씩 반복한다. (1–8)

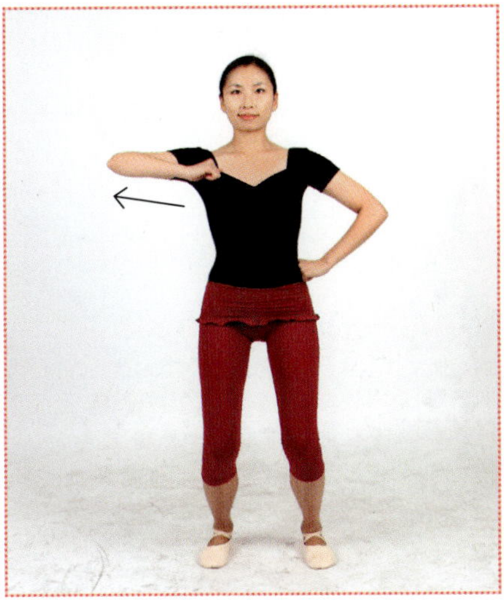

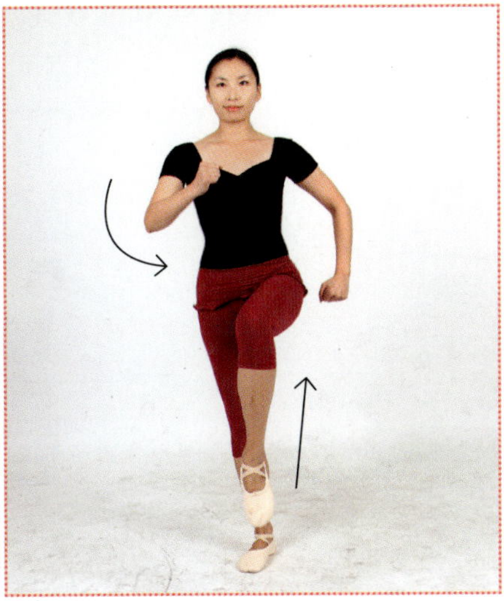

4. 시선은 왼쪽을 보며 왼손을 허리에 얹는다. 오른손바닥으로 위에서부터 아래로 네 번 찔러준다. 왼쪽 발은 포인을 하고 박자에 맞추어 몸을 흔들어준다. 오른쪽으로 반복한다. 각각 1번씩 반복한다. (1–4)

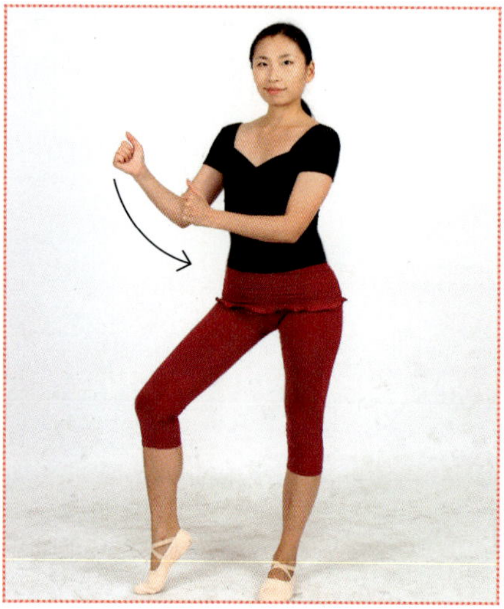

5. 두 손을 모아 오른쪽 얼굴 옆에 가져가서 비벼준다. 발은 오른쪽으로 한번 뛰어준다. 왼쪽도 반복한다. 각각 1번씩 반복한다. (1–4)

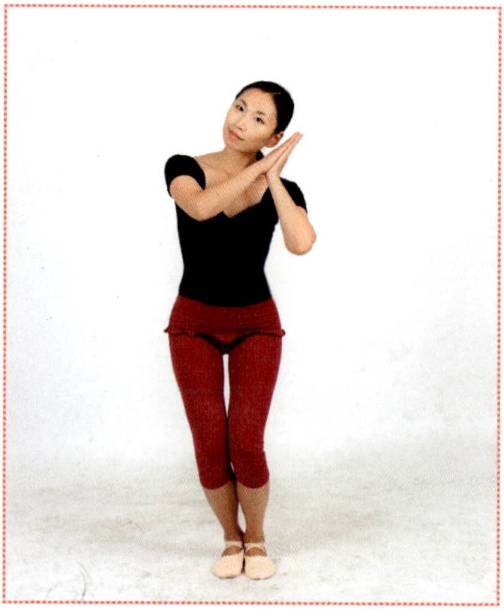

6. 간주에서 했던 펭귄 포즈를 취한 뒤, 제자리에서 시계 방향으로 한바퀴 러닝 스텝으로 뛴다. (1–8)

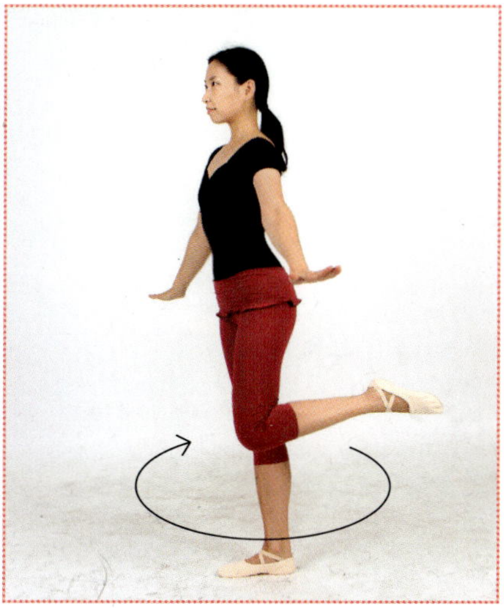

7. 왼손을 허리에 얹고 오른발은 포인하며 뻗어주고 오른손으로 하늘을 찔러준다. 4박자에 맞추어 한 박자에 120도씩 시계방향으로 돌며 하늘을 찌른다. (1–8)

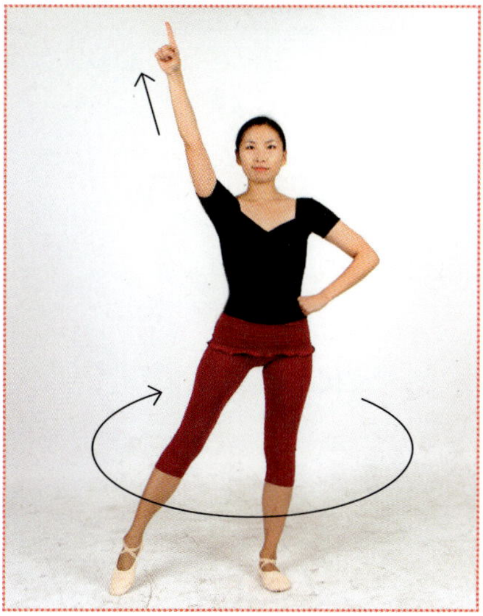

8. 허리를 90도로 숙인 후 팔은 뒤로 뻗어주고 4박자동안 뒤뚱거리며 천천히 일어난다. (1–4)

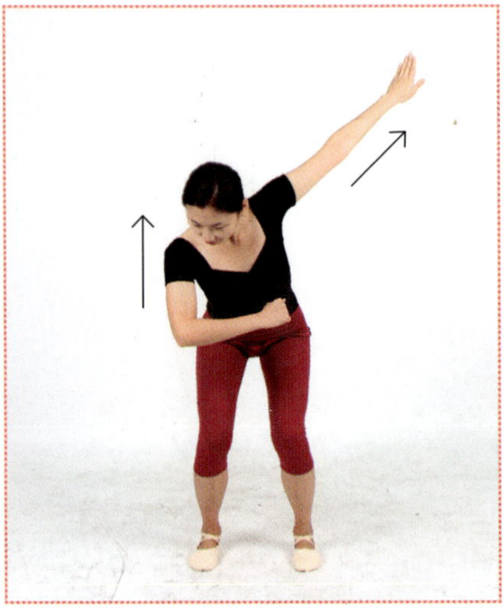

9. 왼쪽 손을 허리에 얹고 오른쪽 손을 귀로 가져간다. 바깥쪽으로 한 발자국 움직인다. 앞으로 한 발자국 가면서 나머지 손도 귀로 가져간다. (1–4)

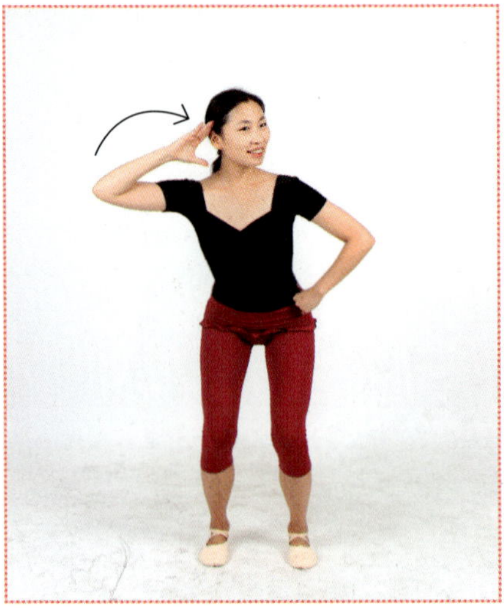

10. 서로 마주보고 팔을 돌리면서 러닝 스텝으로 간 후 박수 두 번을 친다. 뒤로 반복한다.(1–8)

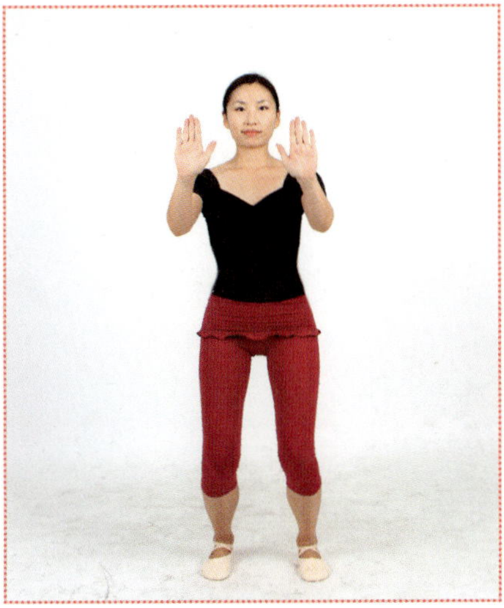

11. 팔을 돌리면서 러닝 스텝으로 자리를 바꾼다.(1–8)

12. 서로 마주본 채로 팔은 아래로 펼쳐주고 2박자에 맞추어 오른쪽 다리를 90도로 두 번 구부려 준다. 왼쪽 다리 반복한다.(1–8)

13. 세 박자 동안 둘이서 손뼉을 세 번 마주친다.

14. 시작할 때처럼 머리 위로 큰 V자를 그려주며 바깥쪽 다리를 구부리고 끝낸다.(1–8)

3. Finger Family (손가락 가족)

가사

Daddy Finger Daddy Finger
(아빠 손가락 아빠 손가락)

Where are you?
(어디있니?)

Here I am Here I am
(나 여기 있어 나 여기 있어)

How do you do?
(안녕하세요? 잘 지내셨나요?)

- count: 16
- wall: 4

1. Daddy Finger Daddy Finger

   엄지를 세운 뒤 팔을 뻗어 오른쪽 왼쪽으로 흔든다. 발동작은 오른손 왼손에 맞추어 앞으로 내민다.(1–4)

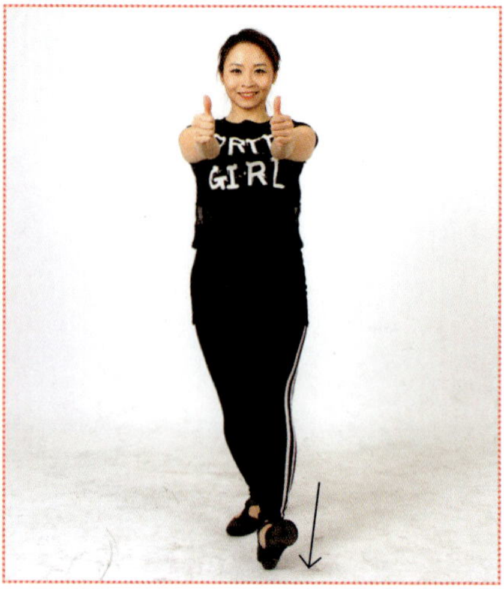

2. Where are you?

팔을 W(더블유)모양으로 굽히고 손바닥을 펴고 으쓱거린다. 발동작은 앞과 동일하게 오른쪽 왼쪽으로 앞으로 내밀며 몸을 같이 틀어준다. (5–8)

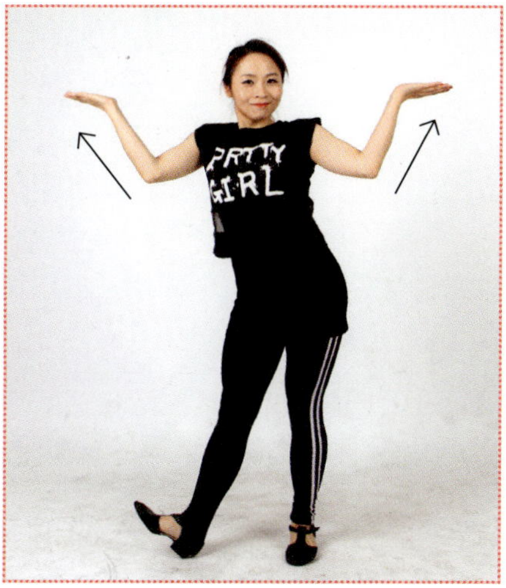

3. Here I am Here I am

오른손 엄지손가락으로 자신을 가리키며 오는 발을 뻗어 몸을 틀고, 왼손 엄지손가락으로 자신을 가리키며 왼발을 뻗어 몸을 틀어준다. (1–4)

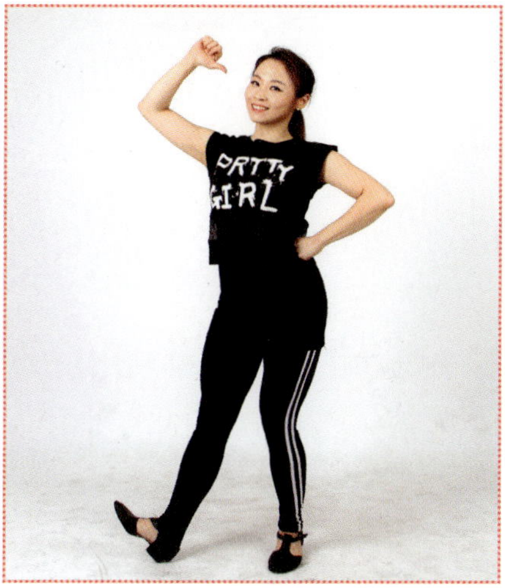

4. How do you do?

주먹으로 풍차를 돌리듯 몸 앞에서 작은 원을 돌리며 오른쪽으로 90도 회전한다. (5-8)

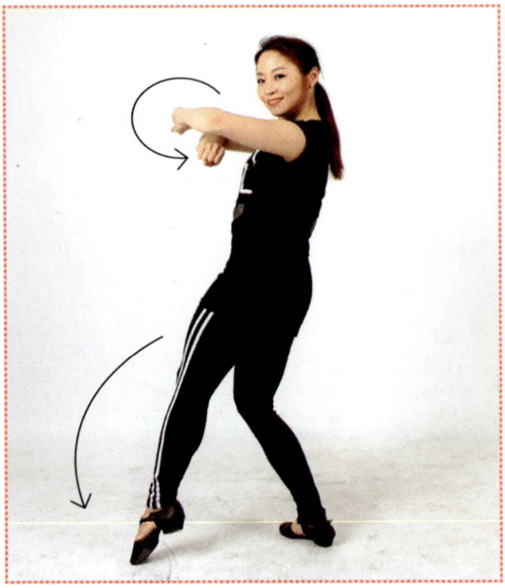

5. 지금까지의 동작을 라인으로 90도씩 돌아가면서 반복하고 전주가 나올 때에는 앞을 향해서 다리는 바인 스텝을, 팔은 둥글게 굴리며 4박에 박수친다.

4. Now let's stop (그대로 멈춰라)

가사

Walking Walking Walking Walking
(걷고 걷고 걷고 걷고)

Up Up Up Up Up Up Up
(올라간다 올라간다 올라간다 올라간다)

running running running running
(달리고 달리고 달리고 달리고)

Now let's stop Now let's stop
(그대로 멈춰라 그대로 멈춰라)

- count: 32
- wall: 2

1. 전주
   전주가 나오면 팔을 직각으로 만들어 준다. (1-8)

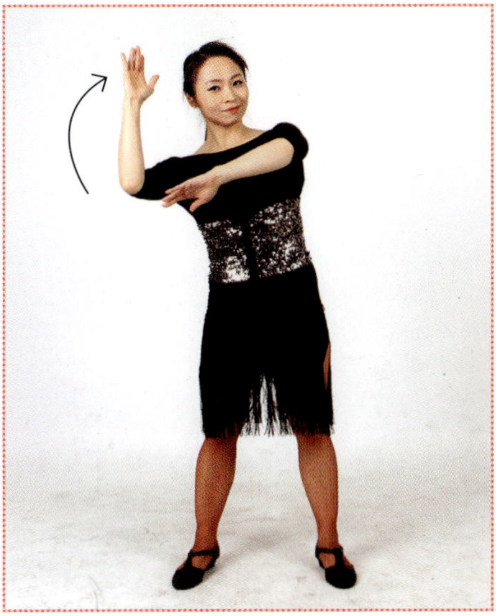

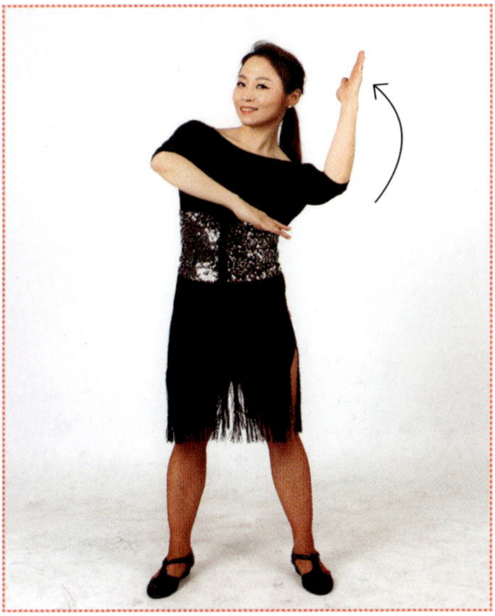

2. Walking Walking Walking Walking

제자리를 걸으면서 8박자 (1-8)

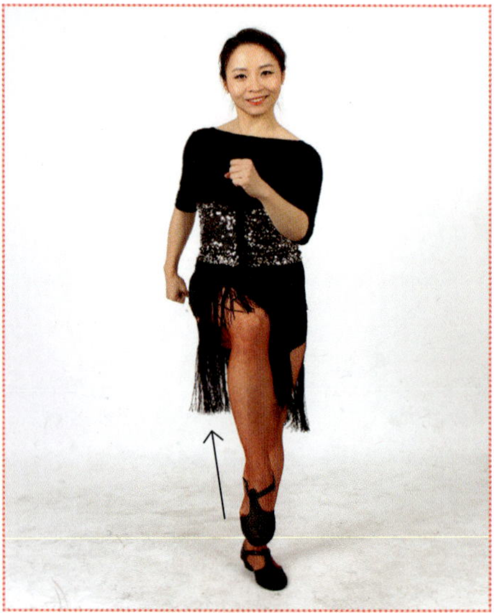

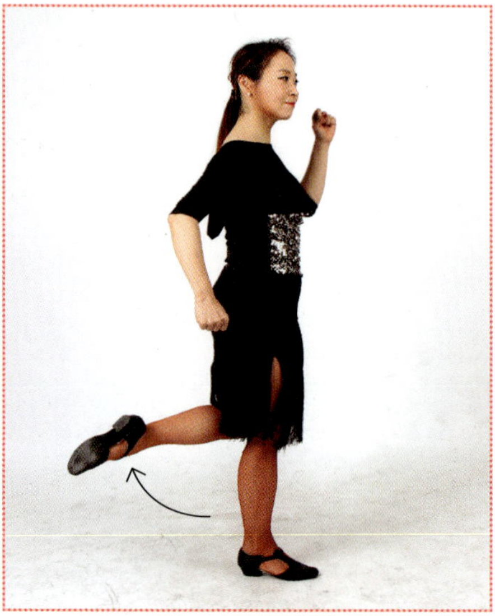

3. Up Up Up Up Up Up Up

팔을 V자로 해서 위로 올린다. (1-8)

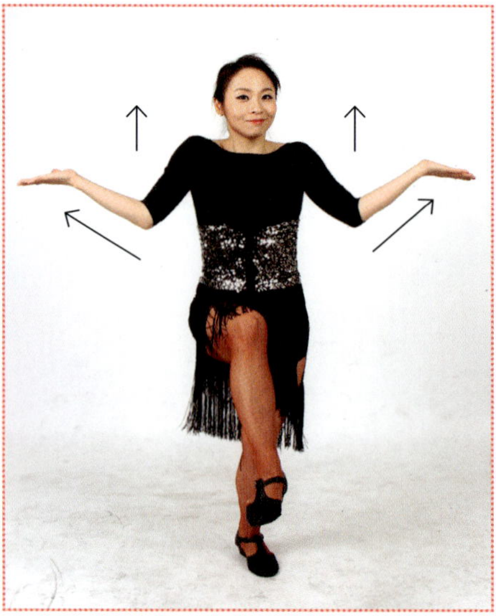

4. running running running running

8박자 제자리에서 시계방향으로 돈다.

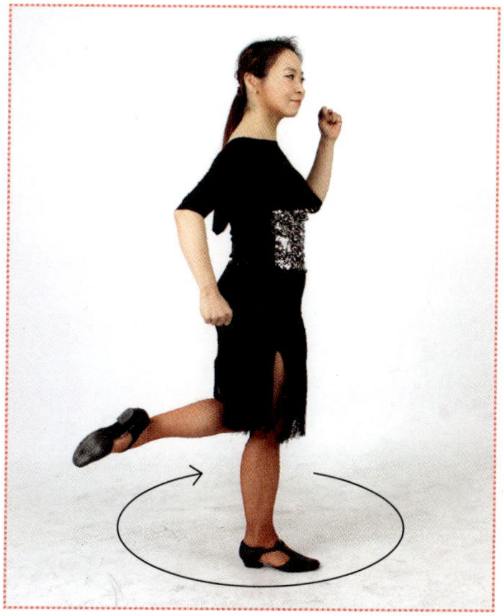

5. Now let' s stop Now let' s stop

창의적인 포즈로 각자 동작을 만들도록 한다.
뒤로 보고 처음부터 다시 시작한다.

5. Santa claus is coming to town (산타할아버지 우리 마을 오시네)

가사

You better watch out You better not cry
(울면 안돼 울면 안돼)

Better not pout I'm telling you why
(산타할아버지는 우는 애들에겐)

Santa Claus is coming to town
(선물을 안주신데)

He's making a list And checking it twice;
(산타할아버지는 알고 계신데)

Gonna find out Who's naughty and nice
(누가 착한 앤지 나쁜 앤지)

Santa Claus is coming to town
(오늘 밤에 다녀가신데)

He sees you when you're sleeping
(잠잘 때나 일어날 때)

He knows when you're awake
(짜증낼 때 장난할 때도)

He knows if you've been bad or good
(산타할아버지는)

So be good for goodness sake
(모든 것을 알고 계신데)

O You better watch out You better not cry
(울면 안돼 울면 안돼)

Better not pout I'm telling you why
(산타할아버지는 우리 마을을)

Santa Claus is coming to town
(오는 밤에 다녀가신데)

- count: 80
- 정면

1. 전주가 나오면 오른쪽 왼쪽이나 앞뒤로 무릎을 굽혔다 폈다 해준다. (8 박자)

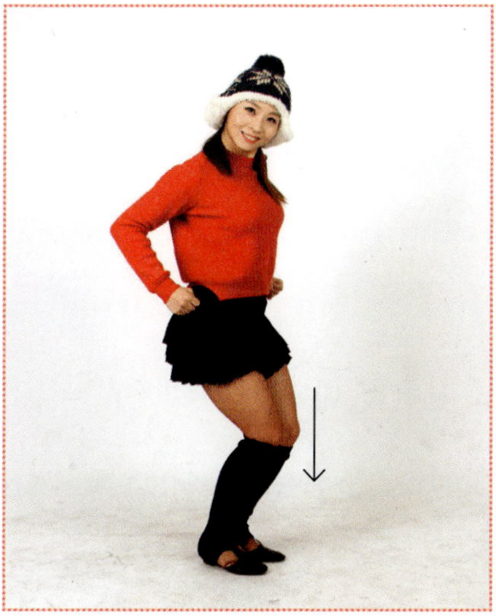

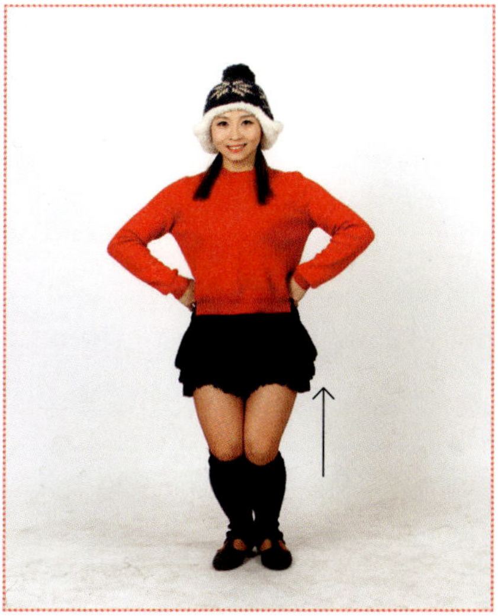

2. You better watch out You better not cry Better not pout I'm telling you why

처음 4박자에는 손을 옆구리에 둔 상태로 2박자씩 왼손-왼발, 오른손-오른발을 차례로 허공을 가르키는 자세를 취한다. 반복한다. (16박자)

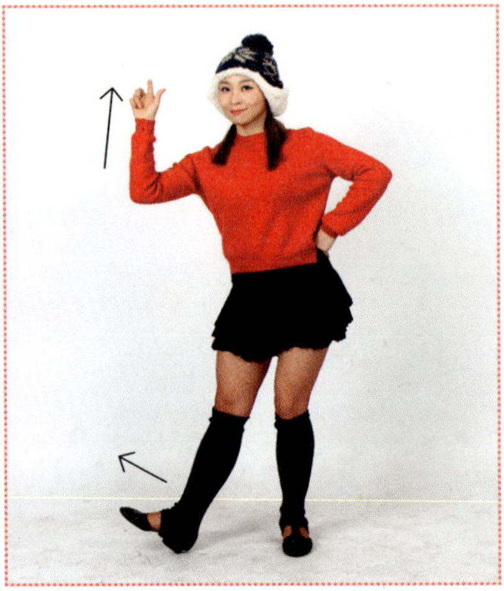

3. Santa Claus is coming to town

발을 제자리 걸음을 하며 팔을 위에서 천천히 내린다. (8박자)

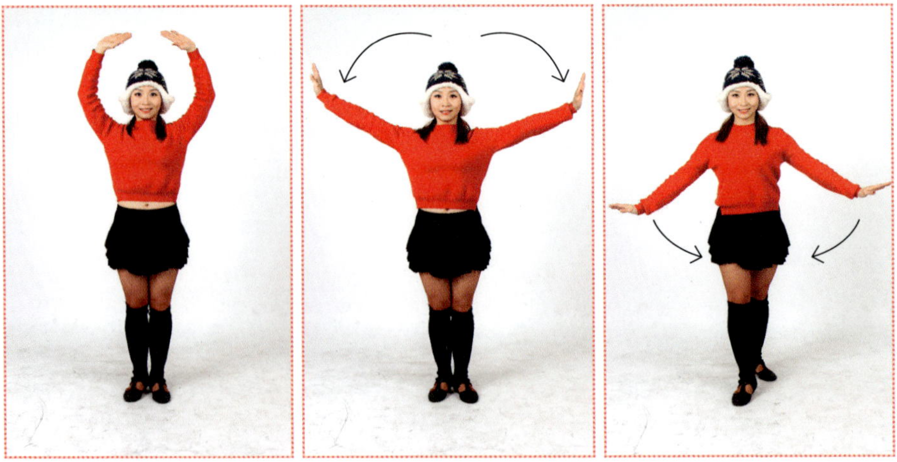

4. He's making a list And checking it twice

처음 4박에서 왼쪽 위부터 오른쪽 아래로 두 팔을 크게 내리꽂는 동작과 동시에 다리는 한걸음씩 제자리 걸음을 한다. (8박자)

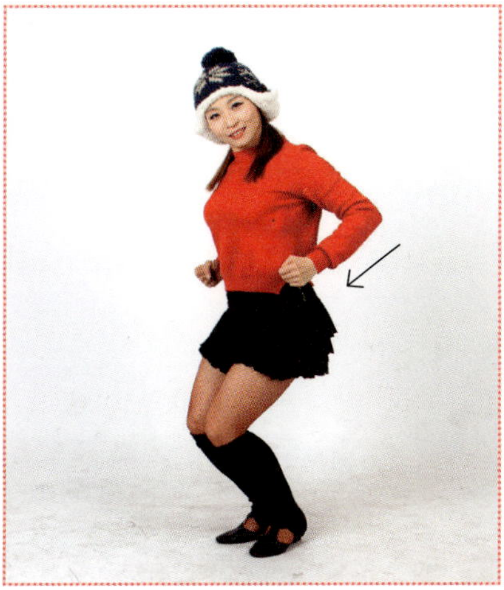

5. Gonna find out Who's naughty and nice

왼쪽, 오른쪽 두 방향에서 차례대로 두리번두리번 거리며 무언가를 찾는 동작을 한다. (8박자)

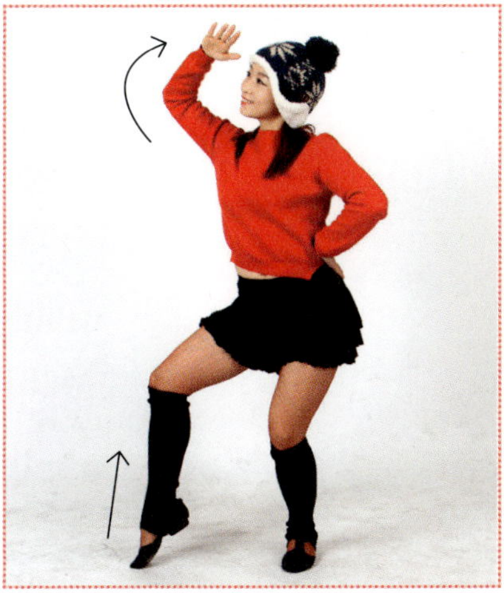

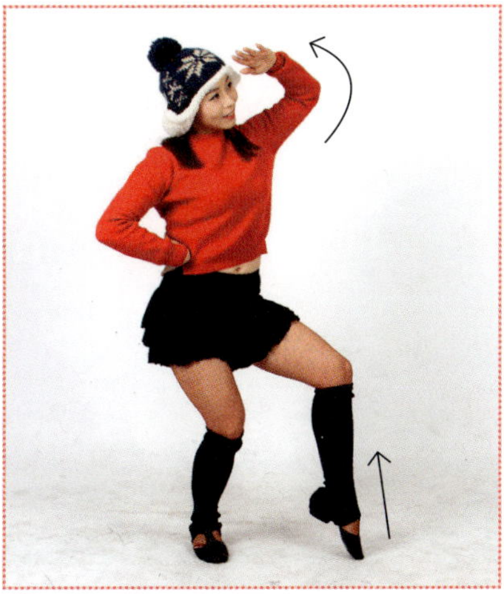

6. Santa Claus is coming to town

3번과 유사하지만 걷는 제스처를 제자리에서 한 바퀴 도는 것으로 바꾸어 진행한다. (8박자)

7. He sees you when you're sleeping He knows when you're awake

멜로디가 달라지는 시점으로 처음 4박은 왼쪽으로 팔과 다리를 쭉 뻗었다가 오른쪽으로 반스텝 와서 자는 제스처를, 다음 4박은 오른쪽으로 쭉 뻗었다가 왼쪽으로 반스텝 와서 기지개를 펴는 제스처를 취한다. (8박자)

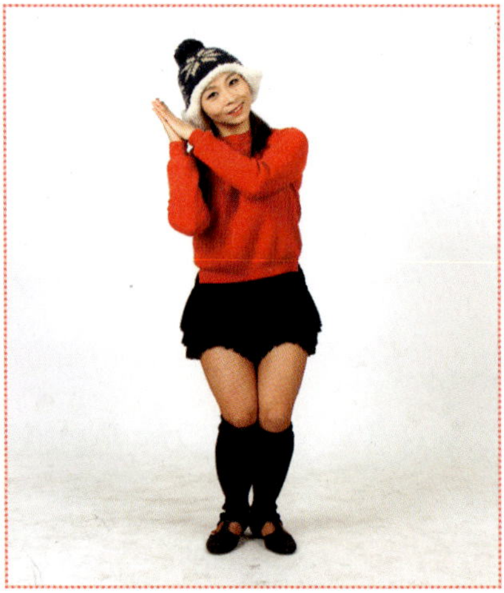

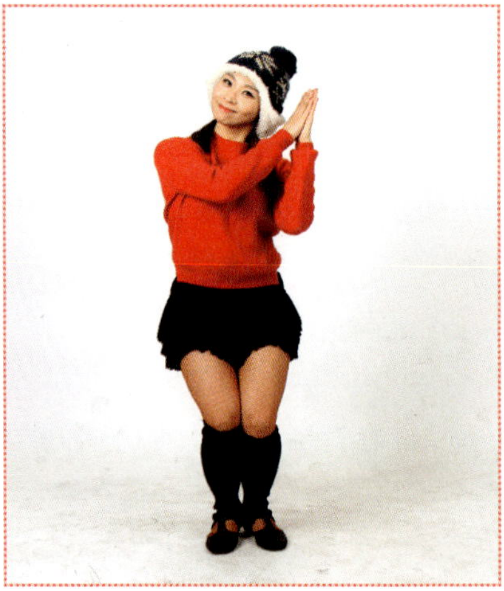

8. He knows if you've been bad or good So be good for goodness sake

팔을 앞으로 진행함과 동시에 몸의 전체적인 방향과 손을 정면 위쪽으로 4박 진행하고 정면 아래쪽으로 4박 뒷걸음질 치는 동작으로 한다. (8박자)

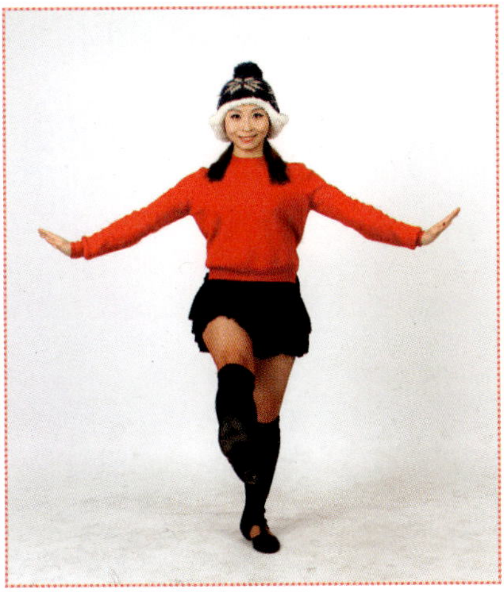

9. O You better watch out You better not cry / Better not pout I'm telling you why / Santa Claus is coming to town

1~3번 동작을 반복한다.

제5장
기구를 이용한 라인댄스

1. 수술을 이용한 라인댄스

- count: 32
- wall: 4
- 작곡: 강동수
- 작사: 민영문
- 음악: 동글동글 짝짝짝

1. 오른발로 체중을 옮기면서 몸을 세우고, 오른팔을 오른쪽 위로 펼치며 든다. 이때 왼발은 체중없이 포인트한 채로 뻗는다. (1~2)

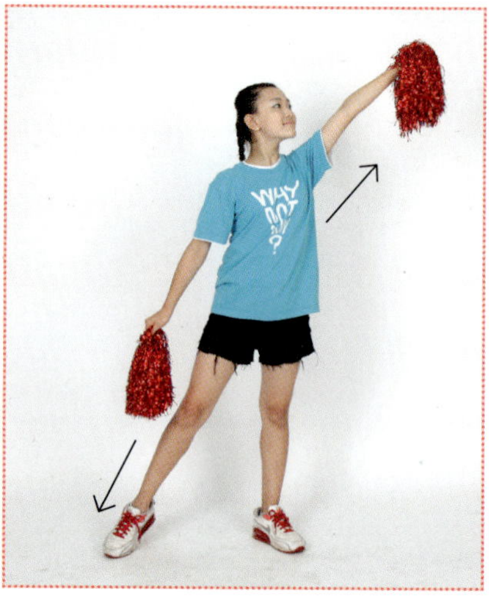

2. 왼팔을 왼쪽 아래에서 오른쪽 위로 뻗어 올려서 양 손을 모은다. (3~4)

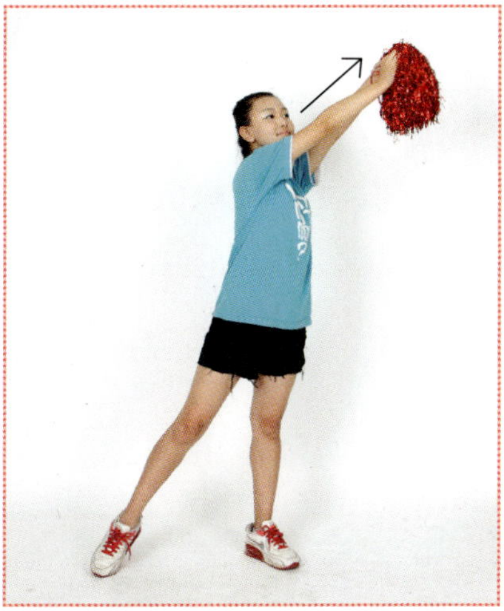

3. 두 손을 쳇바퀴처럼 돌리면서 몸 앞에서 아랫방향으로 반원을 그린다. 이 때 체중을 오른발에서 왼발로 바꾼다. (5~8)

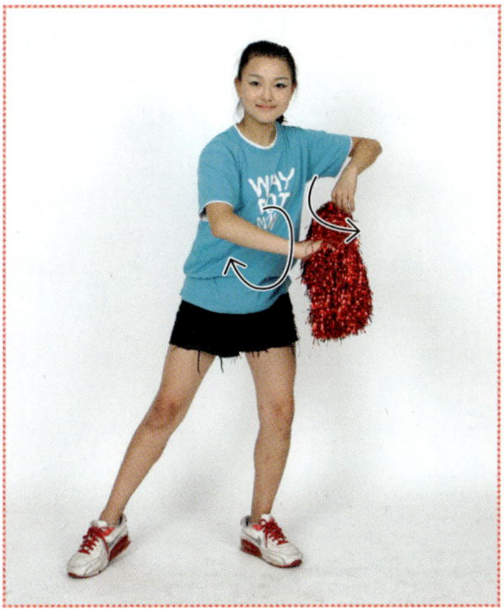

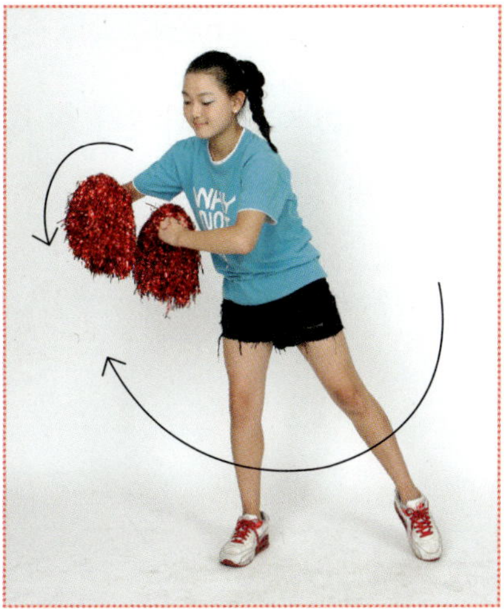

4. (1~3번 동작을 왼쪽으로 반복)
왼발로 체중을 옮기면서 몸을 세우고, 왼팔을 왼쪽 위로 펼치며 든다. 이때 오른발은 체중없이 포인트한 채로 뻗는다. (1~2)

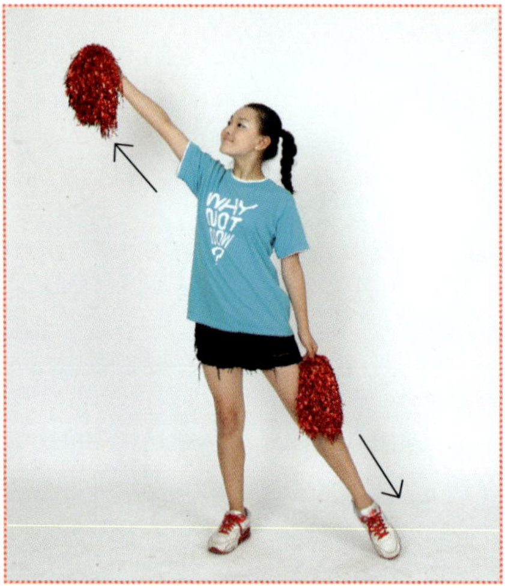

5. 오른팔을 오른쪽 아래에서 왼쪽 위로 뻗어 올려서 양 손을 모은다. (3~4)

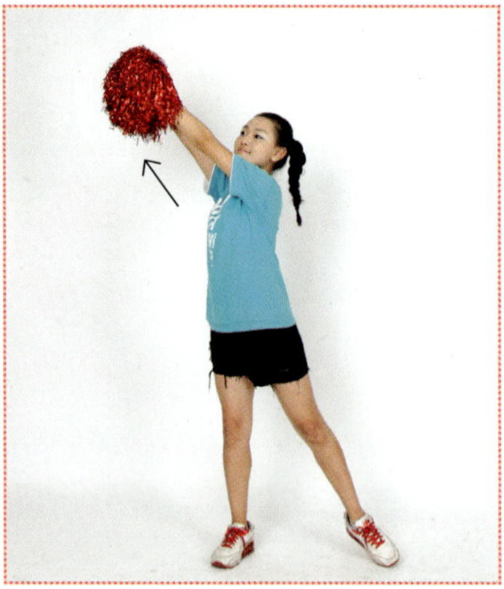

6. 두 손을 챗바퀴처럼 돌리면서 몸 앞에서 아랫방향으로 반원을 그린다. 이 때 체중을 왼발에서 오른발로 바꾼다. (5~8)

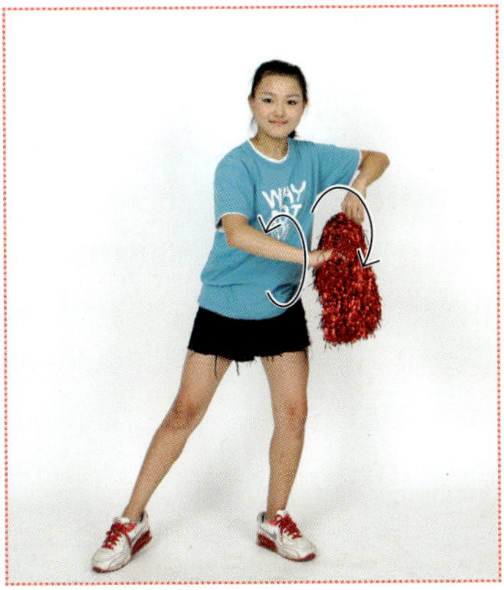

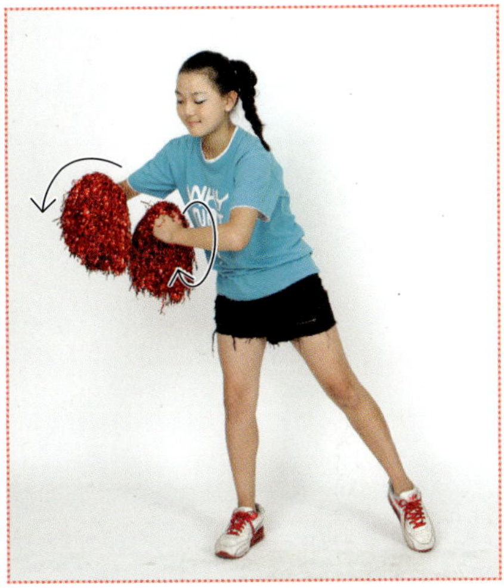

7. 체중을 오른발에 두고, 두 손은 오른쪽 위(1~2), 왼쪽 위(3~4), 오른쪽 아래(5~6), 왼쪽 아래(7~8)에서 박수를 두 번씩 친다.

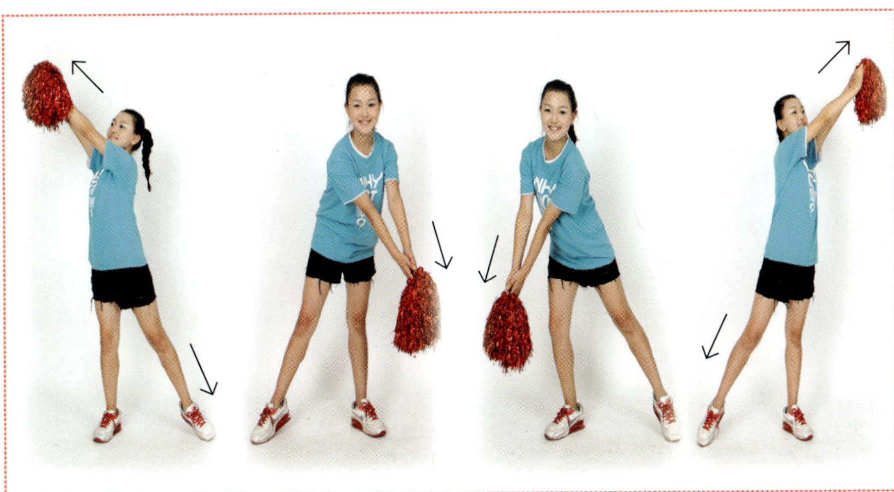

8. 오른쪽 위에서 양손을 챗바퀴처럼 휘돌린다. (1~2)

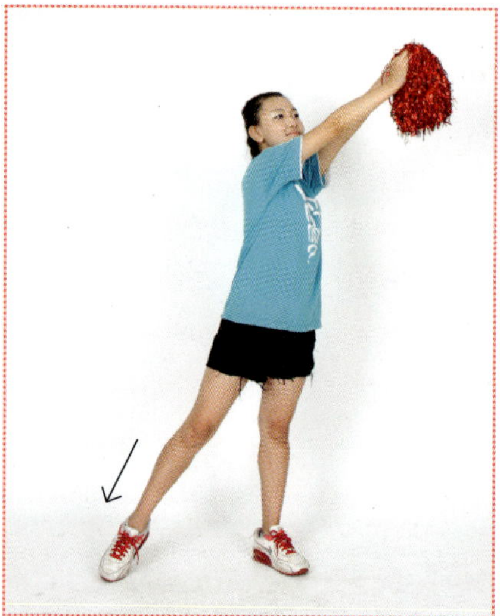

9. 왼쪽 위에서 양손을 챗바퀴처럼 휘돌린다. (3~4)

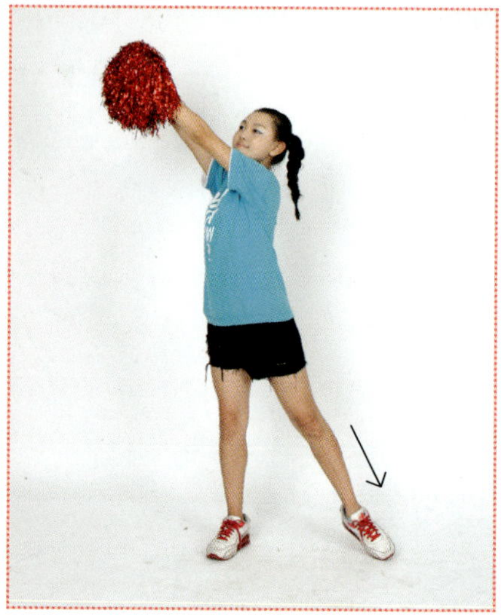

10. 두발은 모아 가볍게 뛰고, 오른손은 높이 들어 흔들면서 좌로 1/4턴 (5~8)

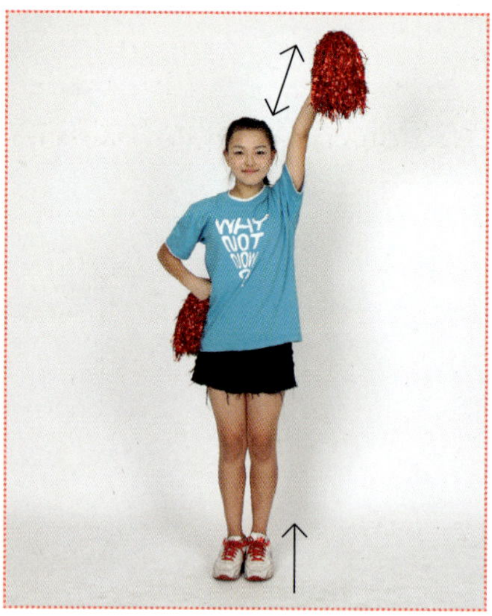

2. 줄넘기를 이용한 라인댄스

음악 줄넘기는 음악에 맞추어 즐겁게 줄넘기 하면서 창작의 즐거움을 얻을 수 있는 표현활동이다.

줄넘기는 자신의 수준에 맞게 조절할 수 있어 개성있는 표현이 가능하며 다양한 동작을 표현하기 위하여 여러 가지 기능을 익힌다. 줄넘기를 이용할 때는 어깨의 힘을 빼고 시선은 정면을 향한다. 몇 가지 스텝과 동작을 넣어서 무릎의 탄력을 넣어서 손목으로 가볍게 돌린다.

줄넘기를 시작하기 전에 유연성을 기르기 위하여 줄체조로 준비운동을 할 수 있다.

준비운동

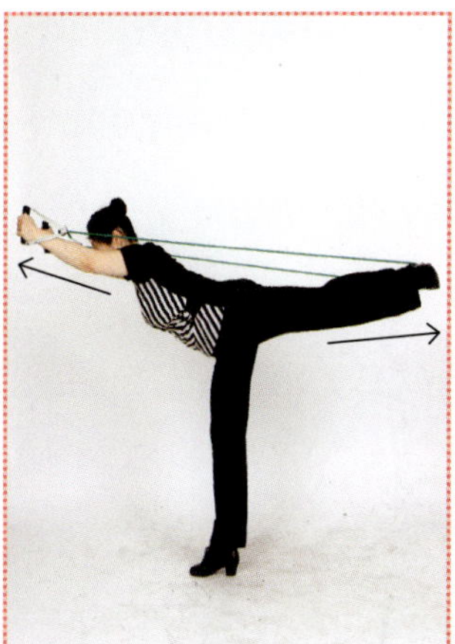
뒤로 줄 끌어당기기

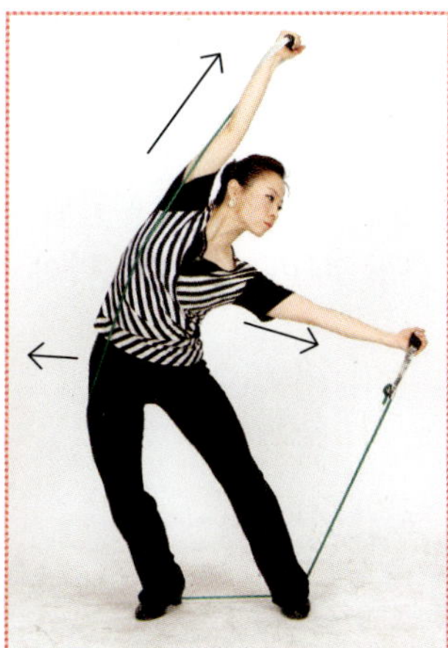
줄잡고 옆구리 늘리기

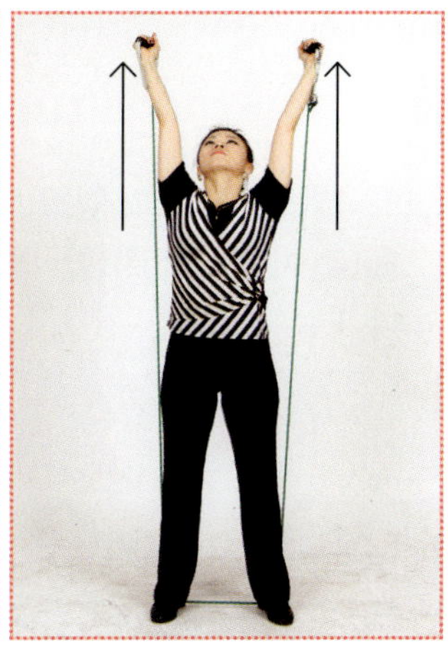
줄 잡고 온몸 늘리기

줄넘기 댄스 1

- count: 48
- wall: 4

1. 두 발을 모으고 앞으로 힐 터치 (오른발-왼발-오른발-왼발): 1~8
   (줄을 접어 두 팔로 힐터치 할 때마다 직각 앞으로 든다.)

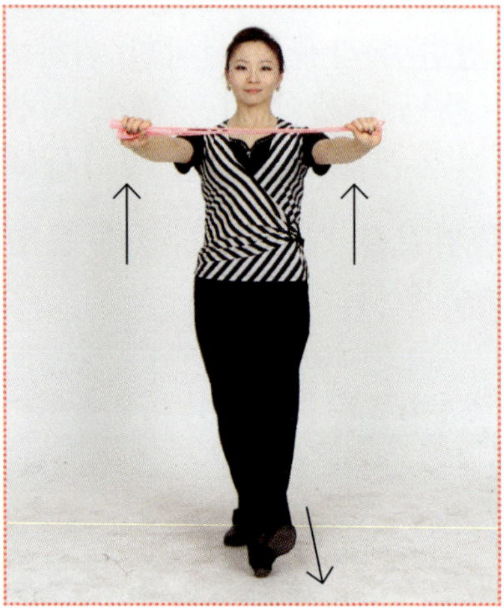

2. 두 발을 모으고 옆으로 힐 터치(오른발-왼발-오른발-왼발): 1~8 (줄을 접어 두 팔로 힐 터치 할 때마다 머리 위에서 오른쪽, 왼쪽으로 든다.)

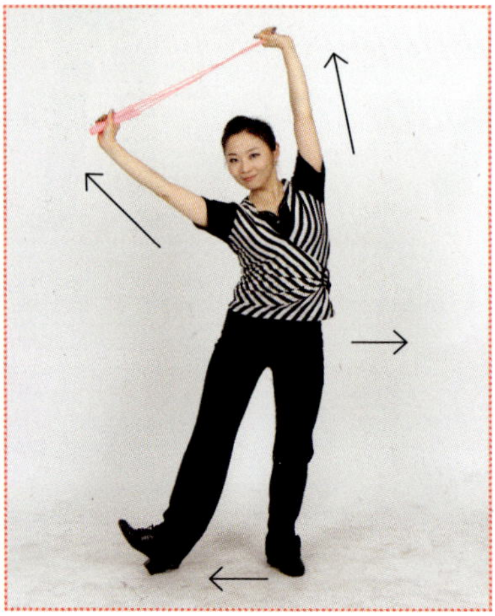

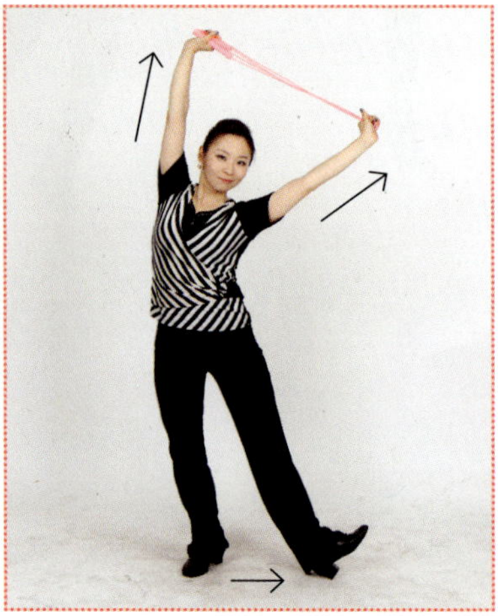

3. 오른발부터 무릎을 접어 2회씩 가볍게 뛴다: 1~16
(줄을 접어 두 팔로 직각-머리 위로 번갈아 든다.)

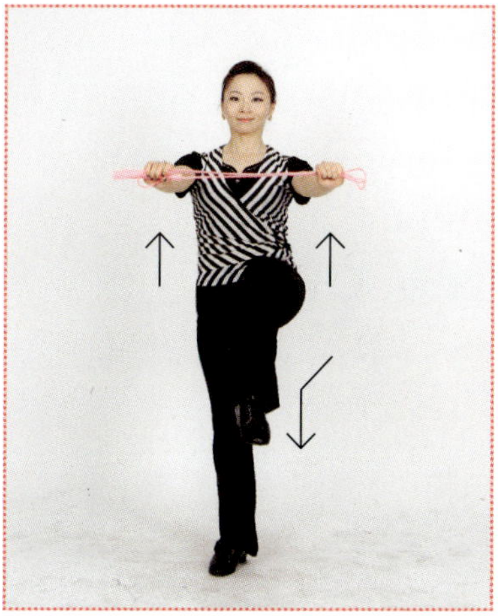
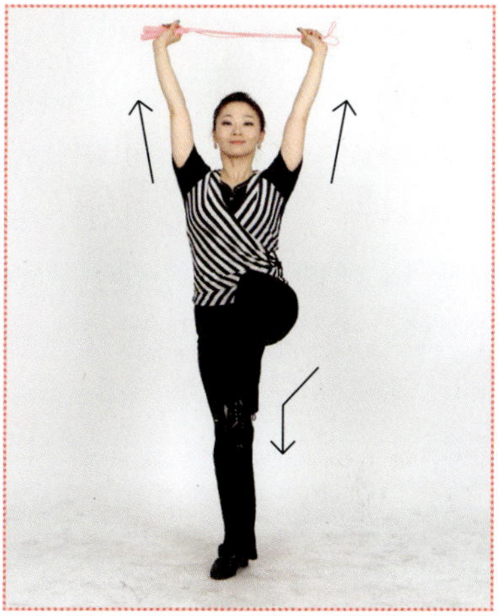

4. 오른발 사선 뒤에 왼발 토 터치, 왼발 사선 뒤에 오른발 토 터치: 1~8
(줄을 접어 두 팔로 토 터치할 때마다 머리 위에서 오른쪽, 왼쪽으로 든다.)

5. 오른발 옆으로 스텝, 왼발을 오른발 뒤로 스텝, 오른발 옆으로 스텝, 왼발을 오른발 옆에 터치: 1~4
(두 팔을 시계방향으로 돌려 오른쪽에서 마무리 한다.)

6. 왼발 옆으로 스텝, 오른발을 왼발 뒤로 스텝, 왼발 옆으로 스텝, 오른발을 왼발 옆에 터치: 1~4
(두 팔을 반시계방향으로 돌려 왼쪽에서 마무리 한다.)

제6장
창의력 개발을 위한 댄스

1. 브레인 댄스 (Brain Dance)

21세기를 향하고 있는 어린이 교육은 〈IQ〉보다 〈EQ〉 즉, 지능지수보다는 감성지수가 높아야 한다는 새로운 인식이 대두되고 있다. 이러한 때 어린이교육에 있어 무용을 필수적이며 이런 중요성에 맞춰 이 춤을 신체로 표현하였다.

1. BREATH (호흡) 2번

1. 침대에 누운것처럼 편한 마음과 자세로 양 팔과 다리를 펼쳐 눕는다. 코로 숨을 들이쉬고, 입으로 깊게 내쉰다.

* 기본 동작으로써 'X' : 1번 동작은 모든 단계의 시작과 끝에 오는 준비 및 마무리 동작이다.

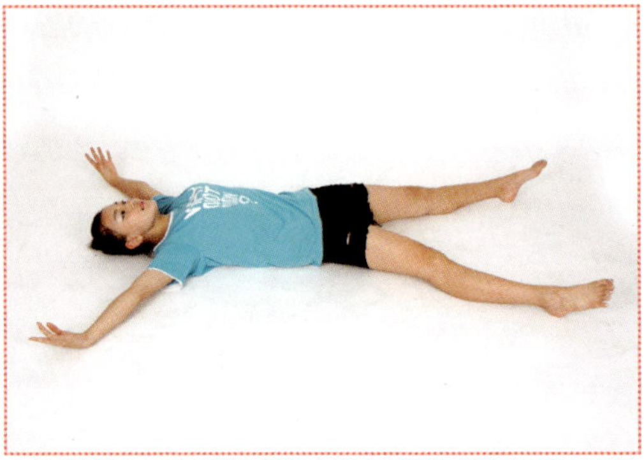

2. 천정을 향할 때 들이마시고, 숨을 내쉬면서 몸을 웅크리며 옆으로 돌아 눕는다.

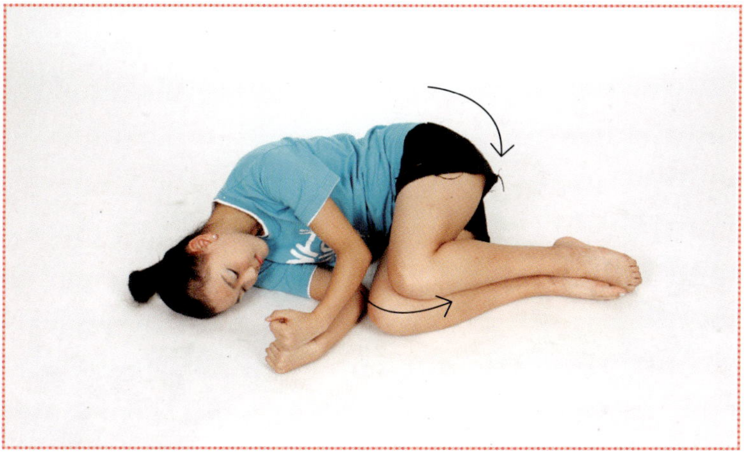

2. TACTILE (촉감) 각 1번 2) TACTILE (촉감) 각 1번

1. 손으로 몸과 팔다리를 가볍게 주무르고 만진다.
2. 살살 때려준다.

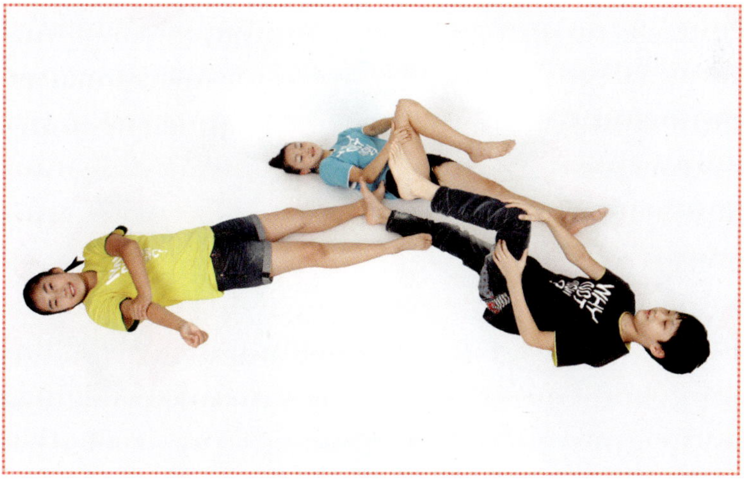

3. CORE DISTAL (중심에서 바깥) 4번

1. 천정을 보고 숨을 들이 마시며 팔다리를 펼쳐 'X'로 몸을 늘인다. 최대한 스트레칭 disto하고 다시 웅크려서 core

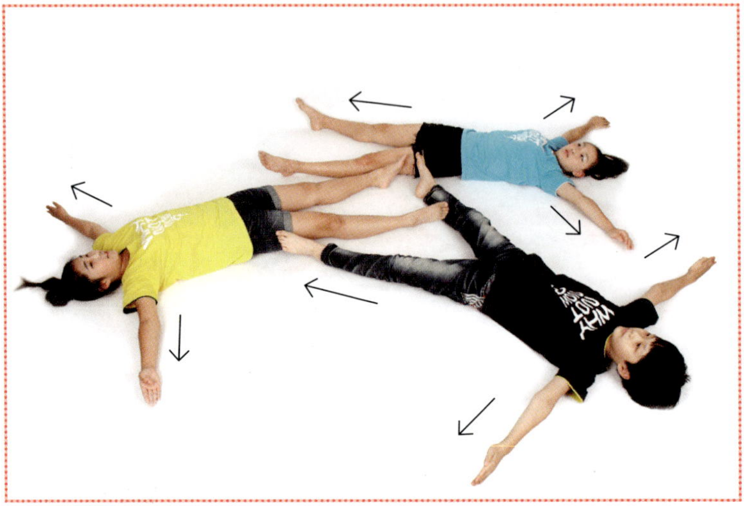

2. 옆으로 돌아누우며 몸을 웅크려 숨을 내쉰다.

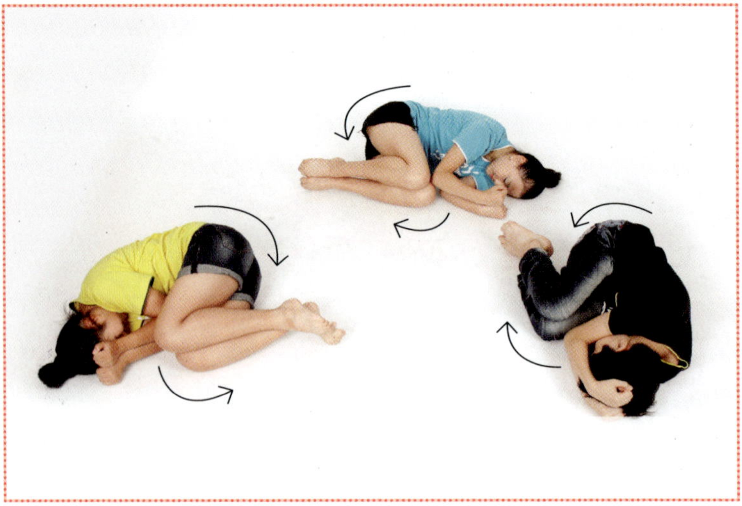

3. 옆으로 누운 채로 최대한 스트레칭했다가(사진) 다시 웅크린다. (2번 동작)

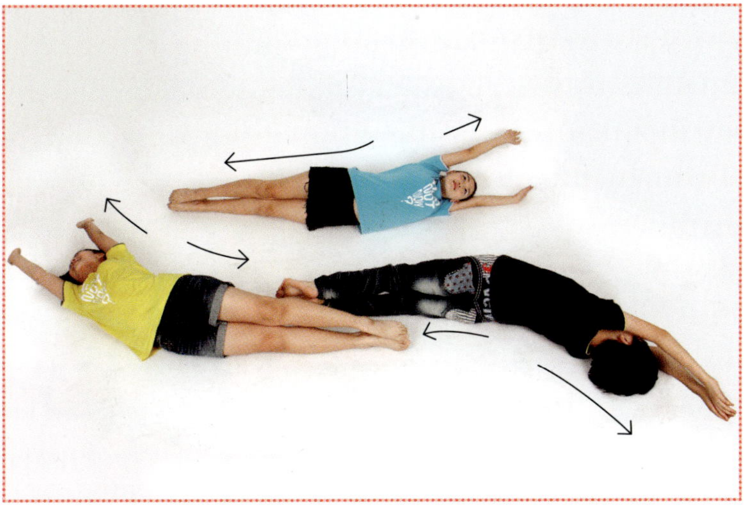

4. 'X' 다시 정면(천정)을 보고 처음으로 편안하게 돌아온다.

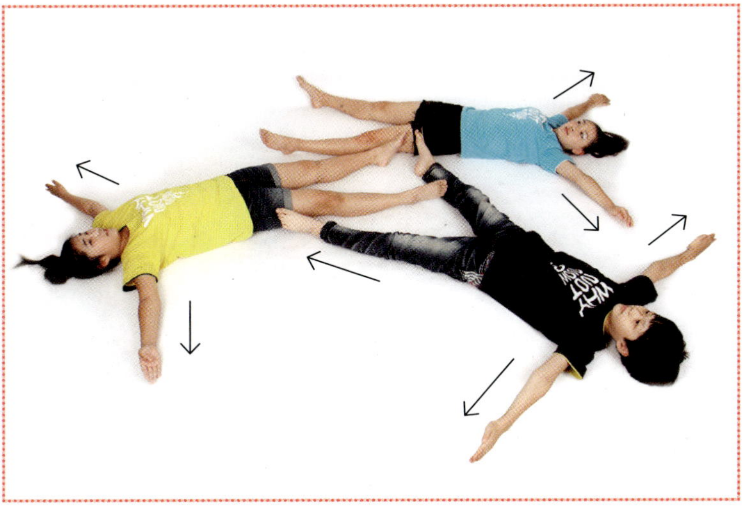

4. HEAD TAIL (위 - 아래)

1. 옆으로 돌아누워 몸 전체를 물결치듯 (물고기처럼) 힘을 빼고 흔들어준다.

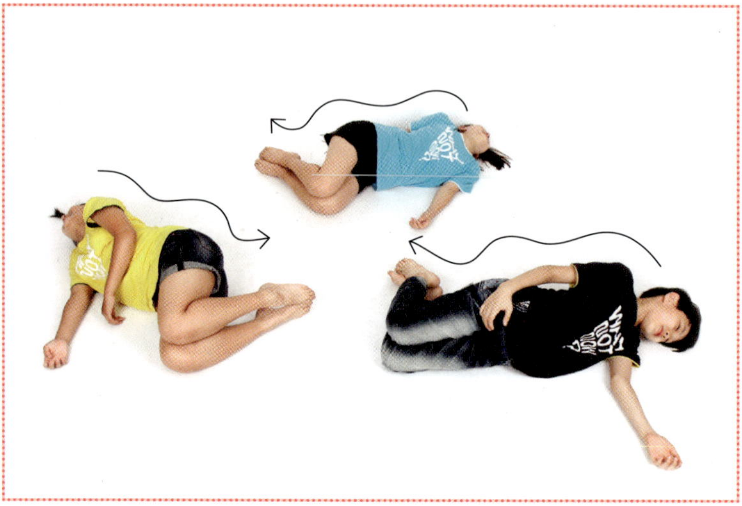

2. 몸을 뒤로 잔뜩 젖혔다 다시 웅크린다.

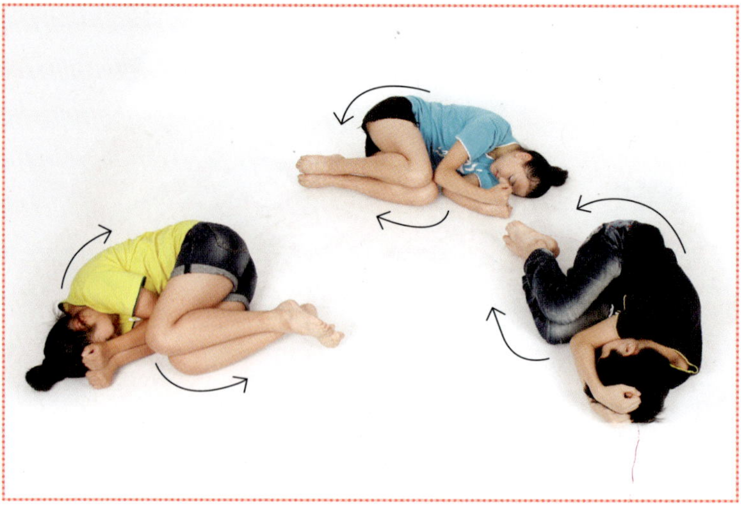

3. 양 손과 양 무릎으로 땅을 짚고 엎드린다. 머리-등-꼬리뼈까지 아치 모양으로 만들어 높였다가, 다시 머리-등-꼬리뼈가 'U' 모양으로 움푹 들어가도록 한다. (요가동작의 고양이 자세)

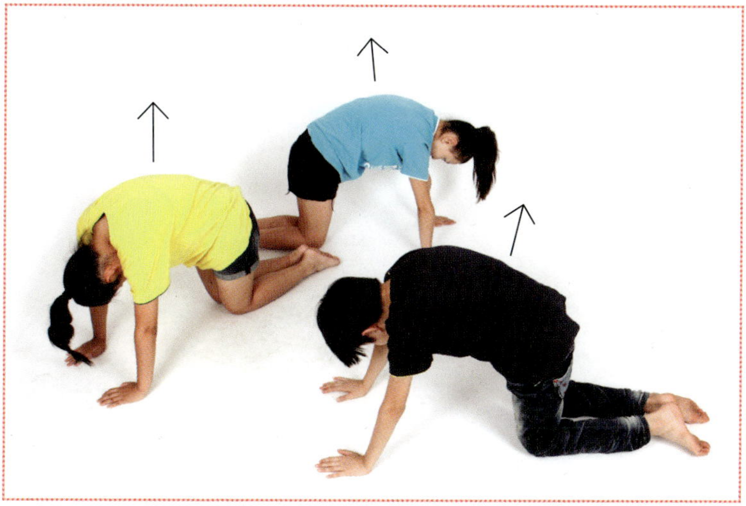

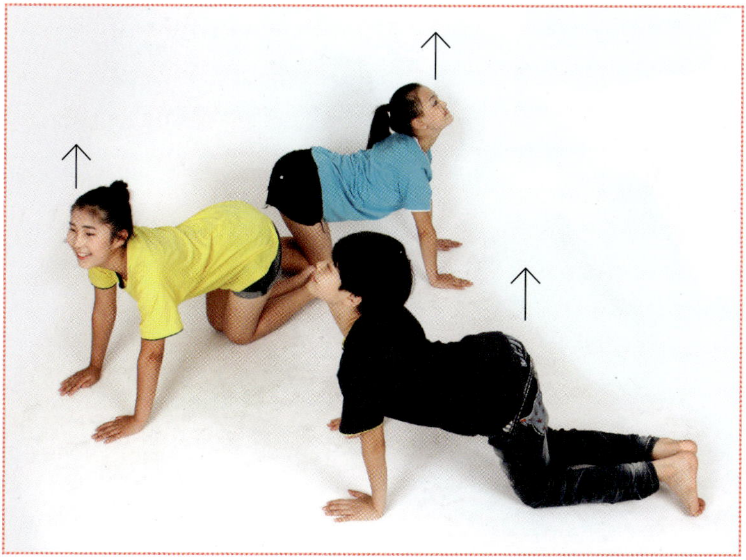

4. 엎드린 채로 엉덩이를 좌우로 흔들어 머리와 발이 같은 방향으로 오도록 한다. (요가동작의 개 자세)

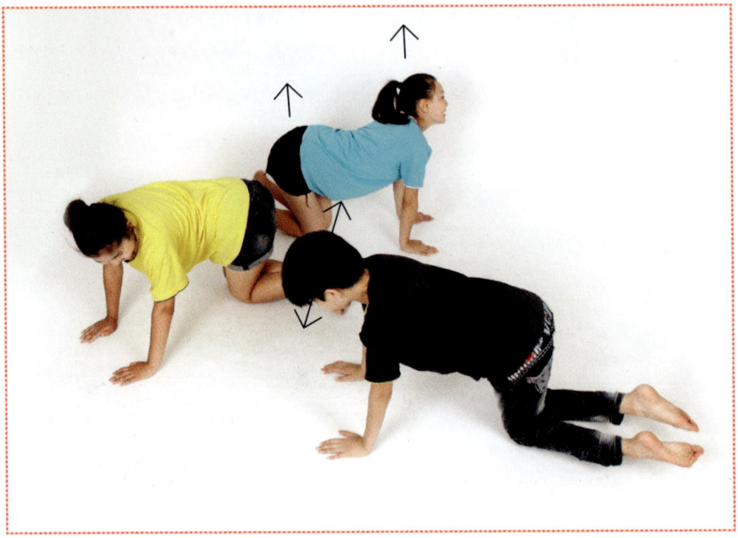

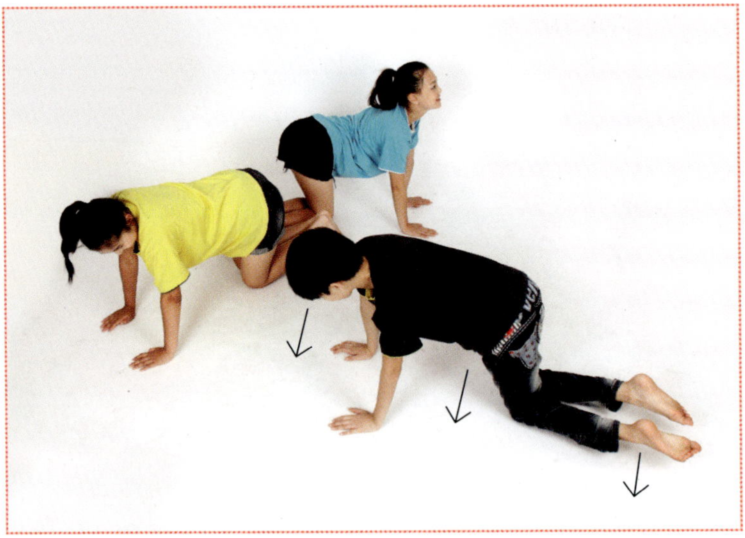

5. 양 팔을 바닥에 쭉 뻗고 엉덩이를 최대한 들어올렸다 앞으로 밀면서 엎드린다.

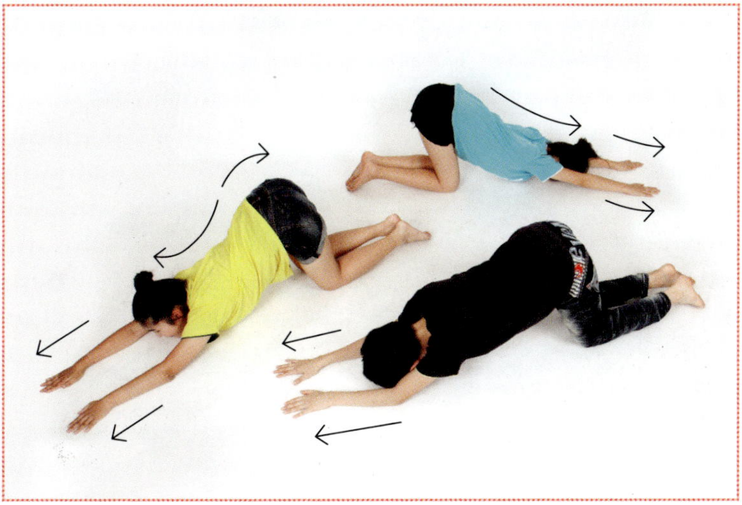

6. 아기처럼 배를 바닥에 깔고 두 팔을 앞으로 둔채 상체만 들어올린다.

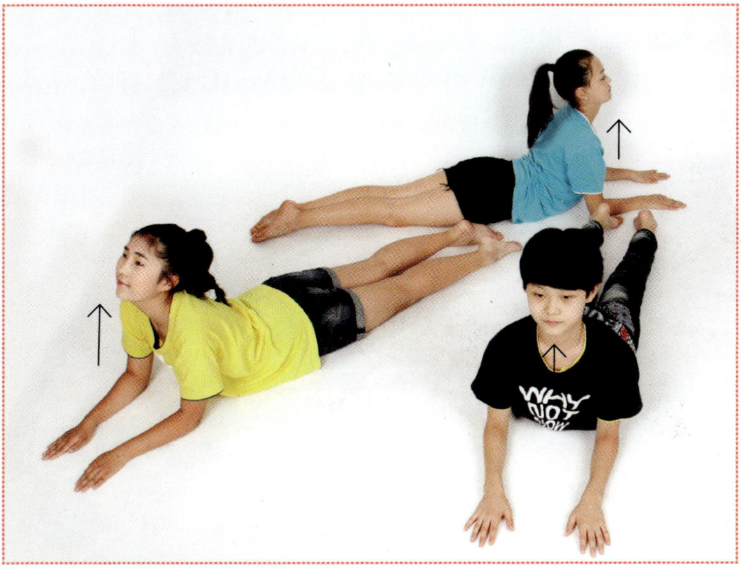

5. UPPER LOWER (더 높게 더 낮게)

1. 천장 보고 바로 누워서 호흡을 하면서, 양 팔을 몸의 양 옆으로 크게 반원을 그리며 움직인다.

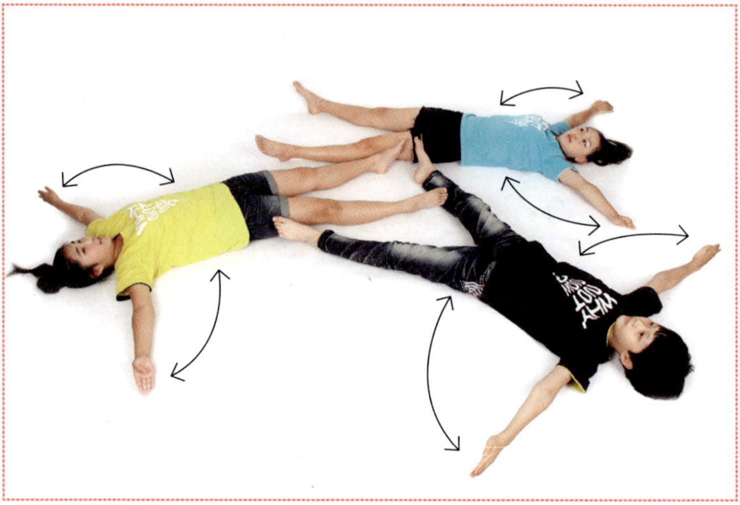

2. 한 팔은 가만히 몸 옆에 두고, 한 팔은 몸 앞에서 크게 원을 그리고 이때 시선이 따라간다. 손이 아래를 향할 때는 고개를 들어 시선을 끝까지 따라간다.

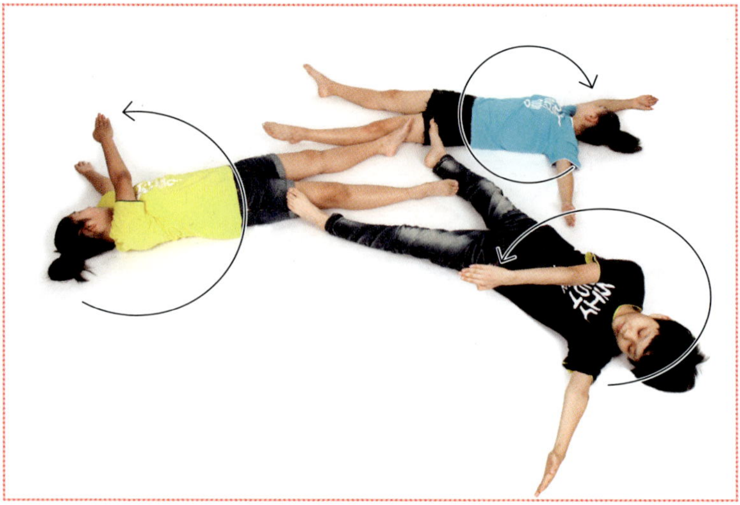

3. 무릎을 세워 제자리 종종 걸음을 한다.

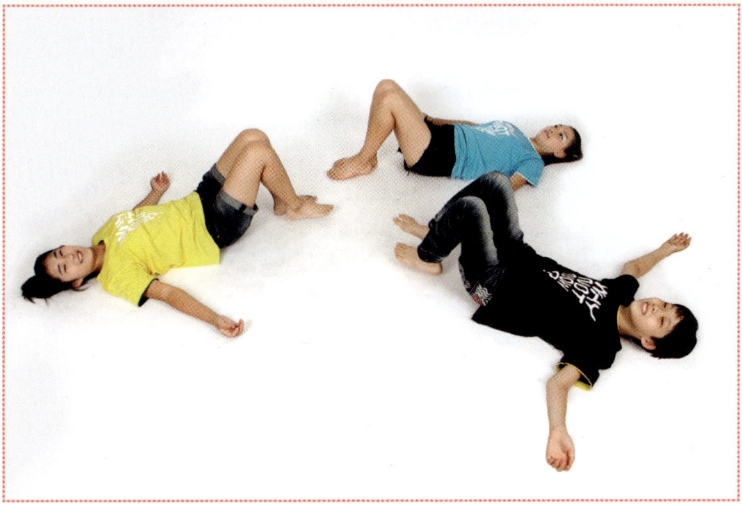

4. 한 발씩 번갈아 들어올린다.

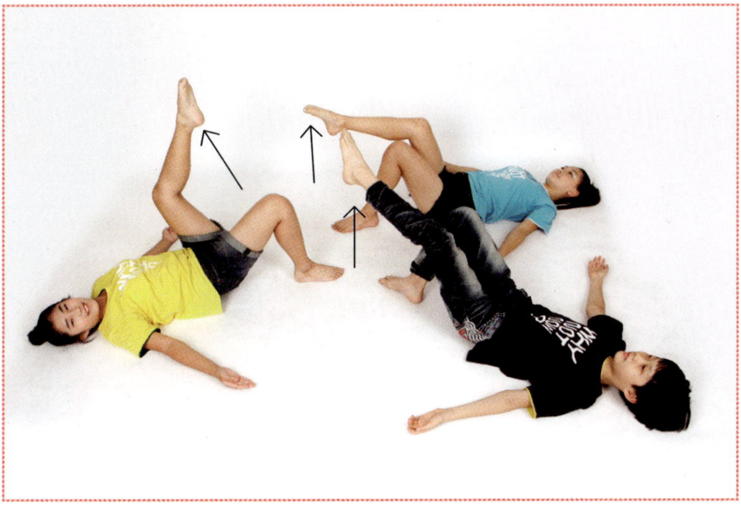

5. 양 무릎을 바깥으로 벌려 원을 그리며 들어올려 무릎을 모은다. (2회)
반대 방향으로 원을 그린다.(2회)

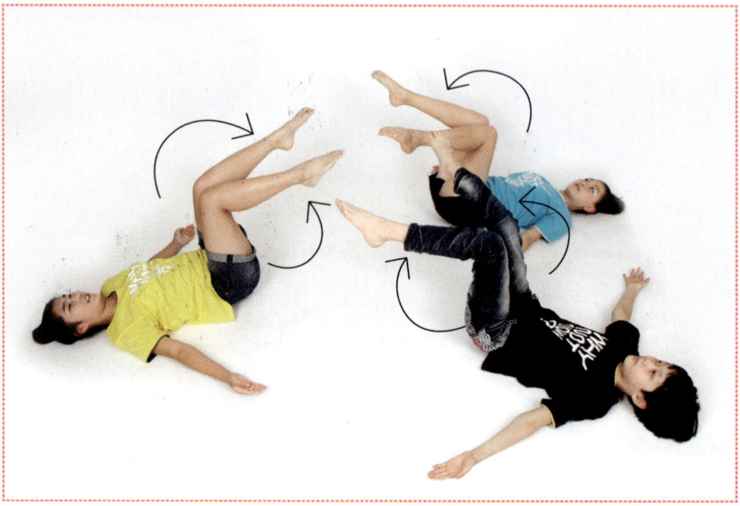

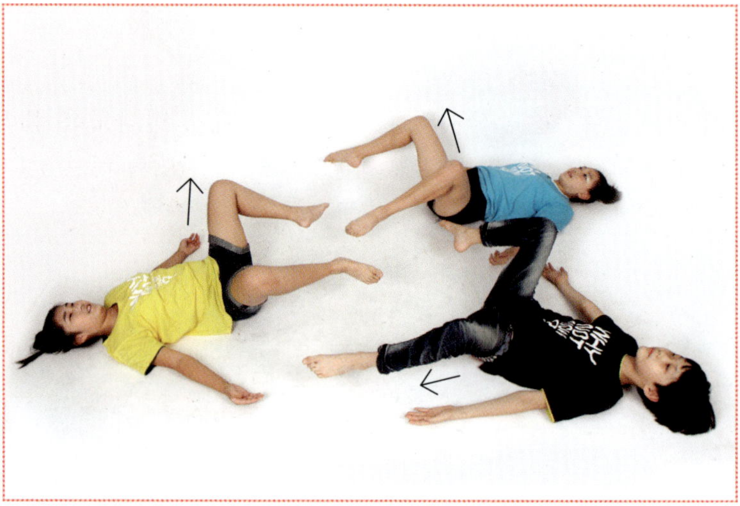

6. 천장 보고 누운 채로 팔다리를 모아 몸을 둥글게 말았다가(Core) 다시 펼쳐서 몸을 'X' 모양으로 스트레칭한다.

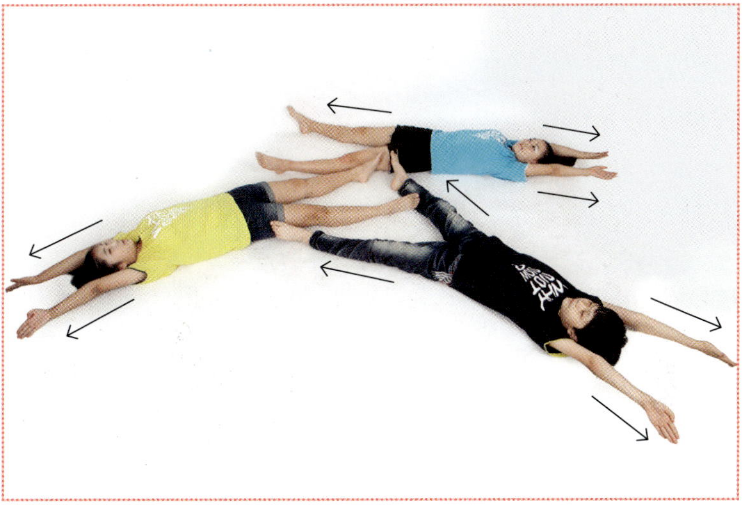

6. BODY SIDE (몸의 방향)

1. 'X' 상태에서 같은 쪽 팔꿈치와 무릎을 몸 옆에서 만나도록 움직인다. 이때 시선은 움직이는 방향을 향한다. 팔꿈치와 무릎을 심하게 구부릴 필요는 없으며 호흡과 함께 편안하게 실시한다.

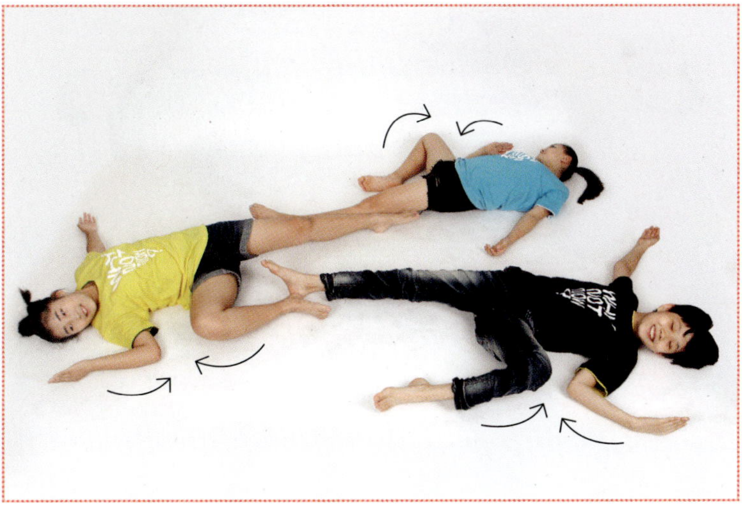

2. 양쪽 팔과 다리를 90도로 접어 모아서 시선과 함께 한쪽 방향으로 돌아 누우면서 closing. 반대 방향으로 한쪽 팔과 다리를 벌리고 몸을 오픈하다가 다시 반대 방향으로 돌려 누우면서 closing

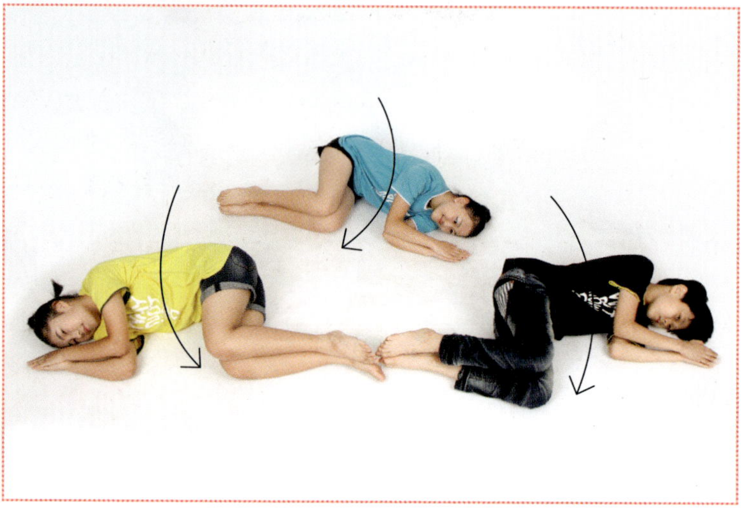

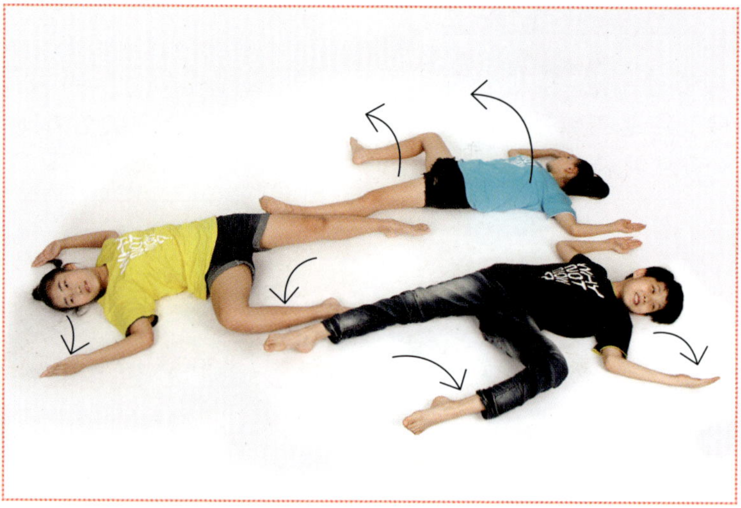

3. Bodyside sitting up: 'X' 자세에서 옆으로 웅크렸다가 몸이 자연스럽게 곡선을 그리며 순식간에 일어나 반대방향으로 크게 원을 그리며 다시 누워서 'X' 자세로 돌아간다. 일어날 때 호흡을 내쉬고 누울 때 호흡을 들이 마신다.

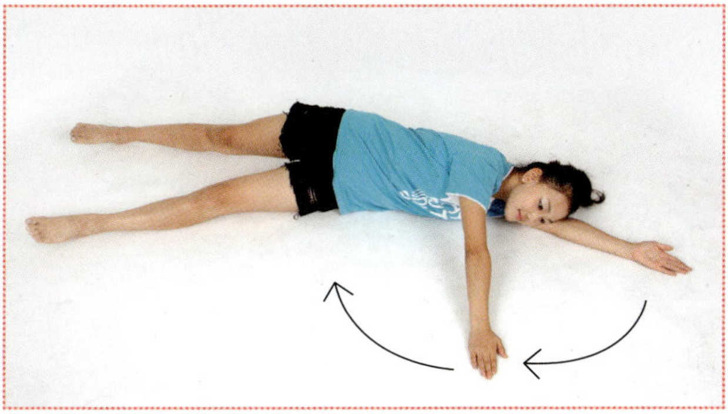

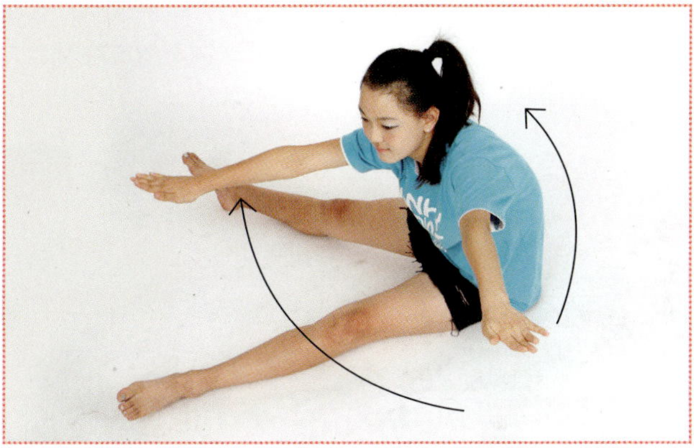

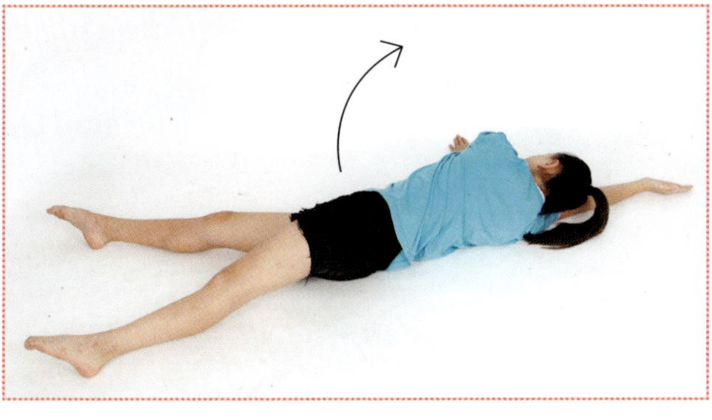

7. CROSS LATERAL(엇갈리기)

1. 머리를 들어올리고, 팔꿈치와 반대편 무릎을 크로스 터치

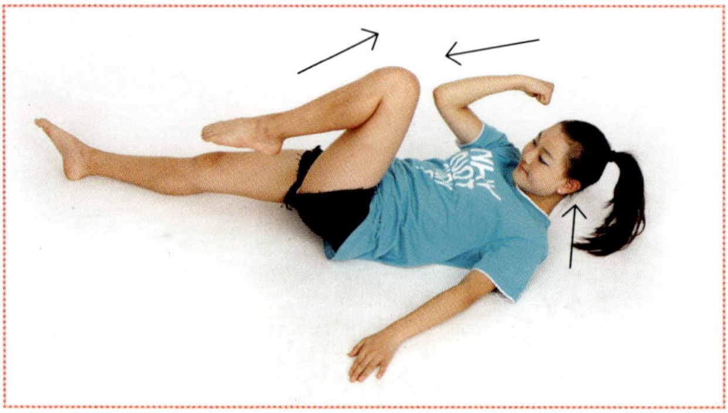

2. 'X' 자세에서 옆으로 컬링해서 재빨리 일어나 최대한 크게 원을 그리고 일어나 앉았다가 반대 방향으로 돌아눕는다. 팔다리와 몸을 최대한 스트레칭하여 뻗다가 옆으로 한바퀴 굴러서 다시 'X' 자세

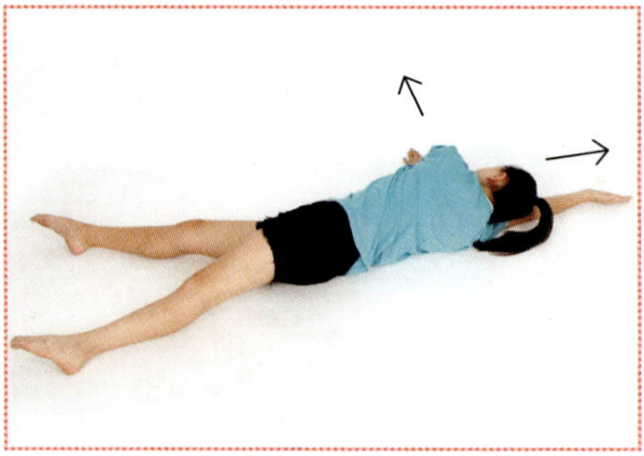

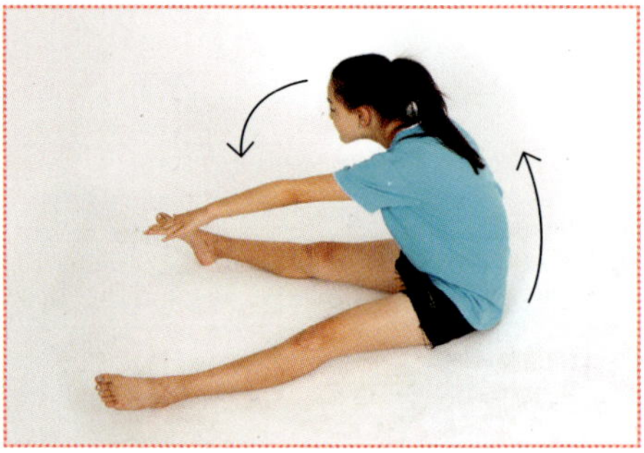

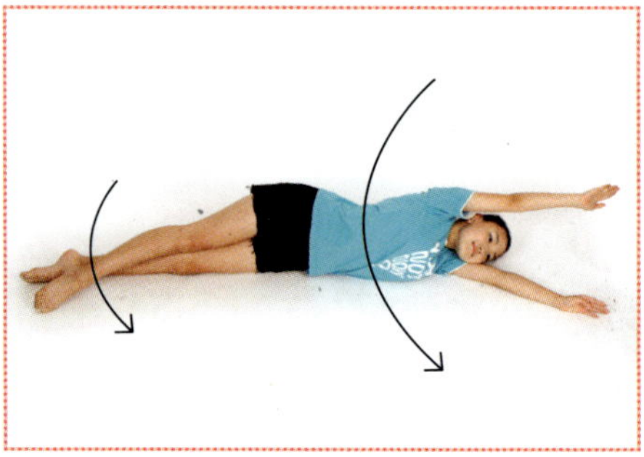

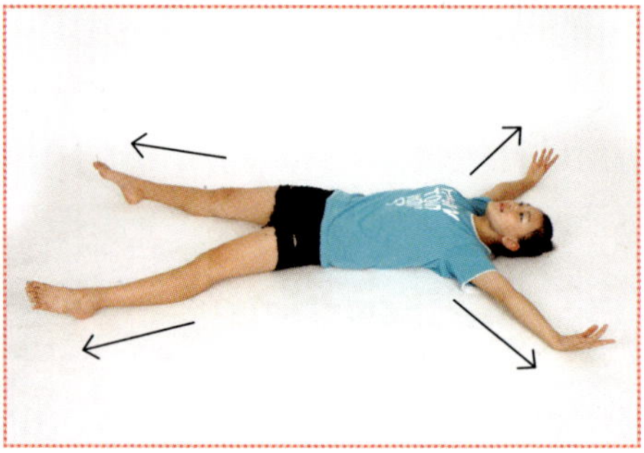

3. 배를 깔로 엎드려서 두 손과 두 발가락으로 앞으로 기어갔다가 뒤로 기어 돌아온다.

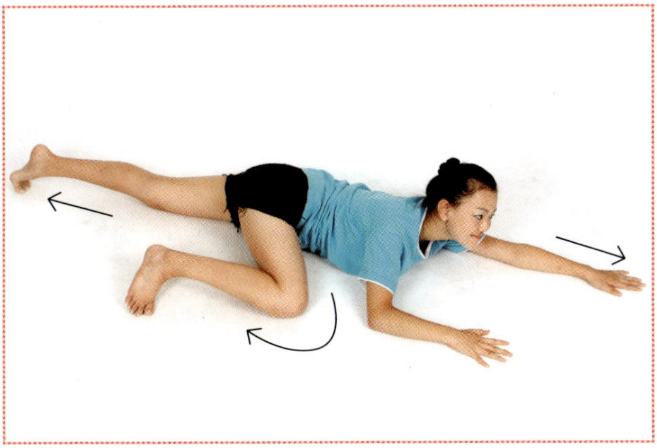

4. 양 손과 두 무릎으로 기어갔다가 다시 기어 돌아온다.

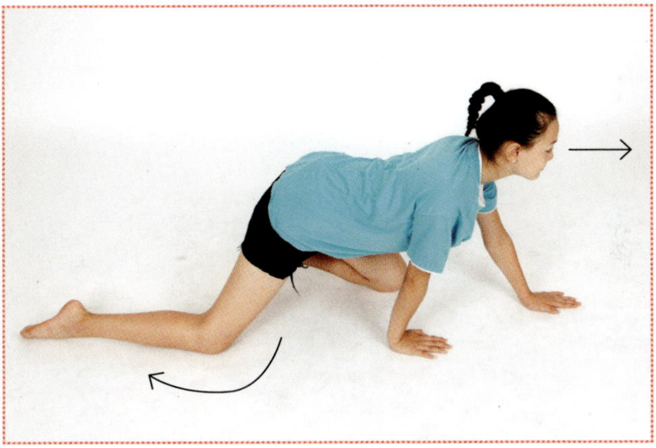

5. 일어나서 스키핑하여 앞으로 돌아온다.

8. VESTIBULAR

1. 배를 깔고 엎드려서 양 무릎은 접어들고, 두 팔을 이용해서 몸을 회전시킨다. 반대 방향으로도 실시한다.

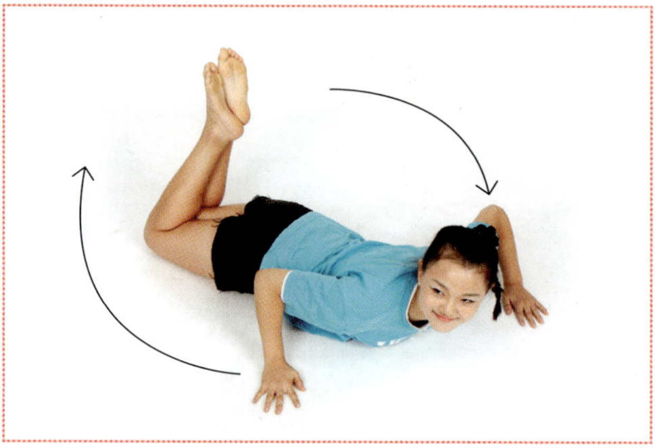

2. 등을 바닥에 대고 천장보고 누워서 두 다리를 이용하여 몸을 회전시킨다. 반대 방향으로도 실시한다.

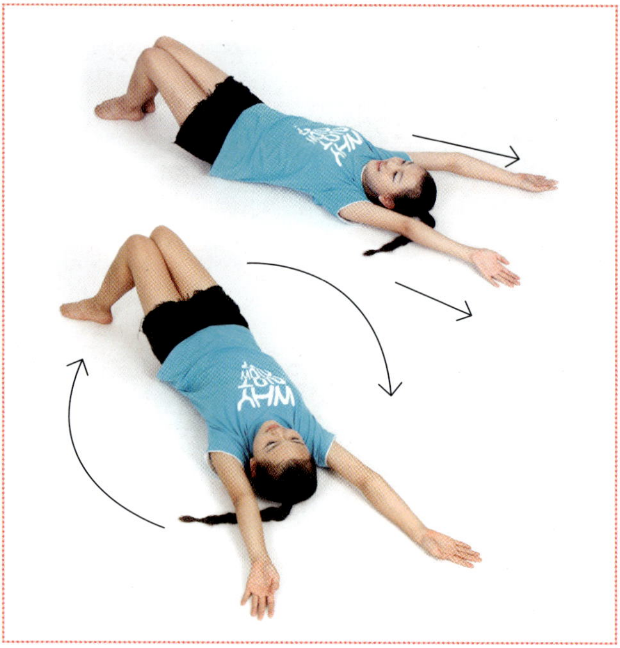

3. 두 팔과 다리를 뻗은 채 옆으로 구른다. 반대 방향으로도 실시한다.

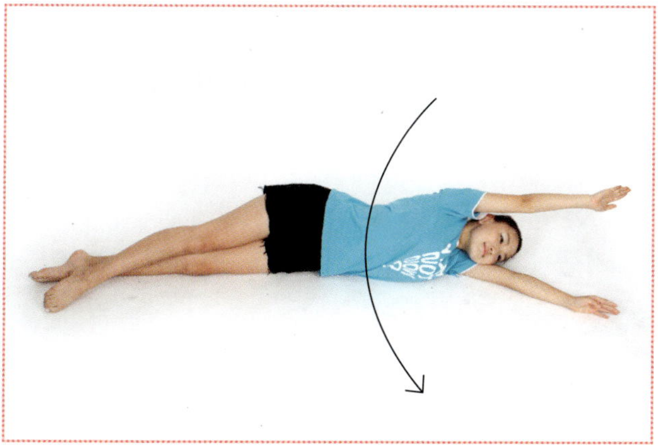

4. 앉았다 일어서서 심호흡. 마무리

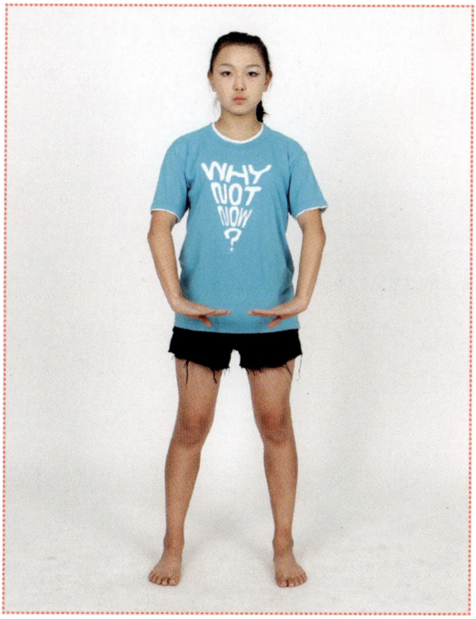

2. 어린이 요가

요가 운동이 가지는 효과는 스트레칭과 정지된 자세, 느리고 깊은 호흡을 통하여 근육의 유연성과 강도를 증가시키고 신체 기관뿐 아니라 내분비선, 신경조직까지 영향을 미쳐 활력있는 건강을 유지시킨다. 요가는 어린이의 몸과 마음, 영성을 통합적으로 개발시키는 과학이기 때문에 어린이는 요가를 통해 힘과 유연성을 기를 뿐 아니라 자신들 속에 존재하는 아름다움, 개방성, 사랑, 기쁨 등을 자유롭게 표현할 수 있다(염원아, 2008).

요가는 안정된 마음과 균형 잡힌 신체를 만드는 데 큰 도움되며 체력이 약해지는 요즘 어린이들의 문제를 해결하는데 도움을 줄 수 있다. 아울러 관절과 근육을 부드럽게 이완시키며 신진대사를 원활하게 하는 것 이외에도 신경을 안정시키는 작용을 한다. 또한 성장판을 자극하여 성장 호르몬의 분비를 원활하게 도와준다. 여기서는 특히 성장기 어린이들의 잠재능력을 개발시켜 뇌 발달에 좋은 효과를 미치는 자세를 형성하고 성장을 도우며 비만을 예방할 수 있는 요가를 소개하고자 한다. 바른 자세를 반복연습 하다보면 정신 집중이 잘 되고 학업 효과에도 어느 정도의 효과를 기대할 수 있다.

어린이 요가 30분 수업

1. 복식 호흡과 명상(5분)

   호흡을 통해 마음을 안정시키고 사념에서 빠져 나온다. 호흡이 깊어지면서 몸을 이완시킨다.

2. 태양예배(10분) 5회 실시

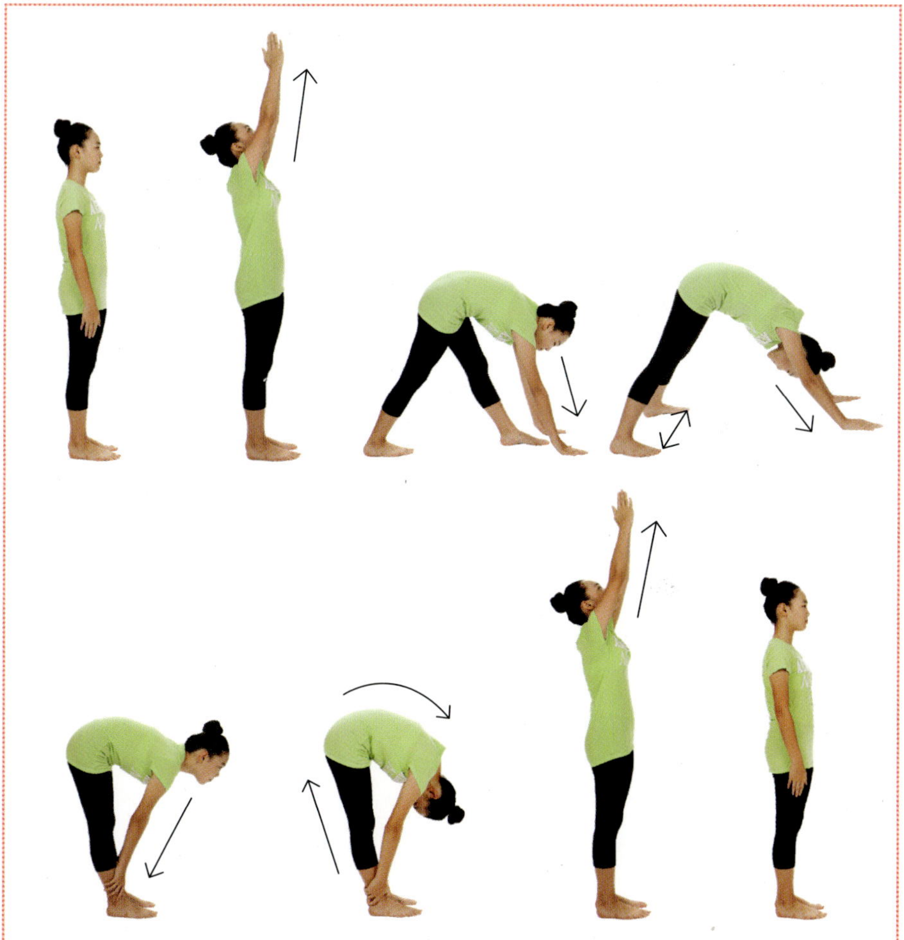

태양인사는 요가에서 가장 중요하고 널리 활용되는 수련법 중의 하나이다. 이것은 바른 호흡법과 함께 하는 12가지 연속동작으로 구성되어 모든 근육과 관절, 신체 기관을 자극해서 몸 전체가 조화롭게 움직이도록 해 주고 몸에 열을 내어 부상을 예방할 수 있도록 해 준다. 또한 심장과 폐를 튼튼하게 해주고 강한 힘과 유연성은 물론 조정 능력까지 길러주기 때문에 어린이에게 매우 필요한 동작이다.

본 수련 1

놀이요가를 통해 자연스럽고 흥미있게 요가를 접하도록 유도한다. "~처럼 자세를 만들어 볼까?" 라고 이야기 하면서 즐겁게 접근한다.

1. 산 자세 → 반달 자세 → 삼각 자세

 척추를 교정하고 다리를 길게 성장할 수 있도록 돕는다.

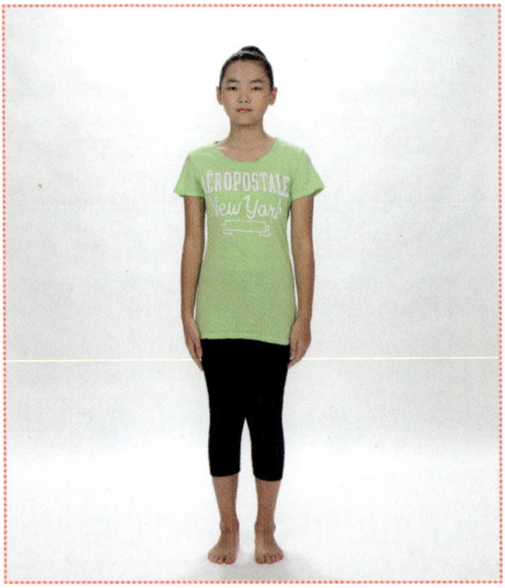

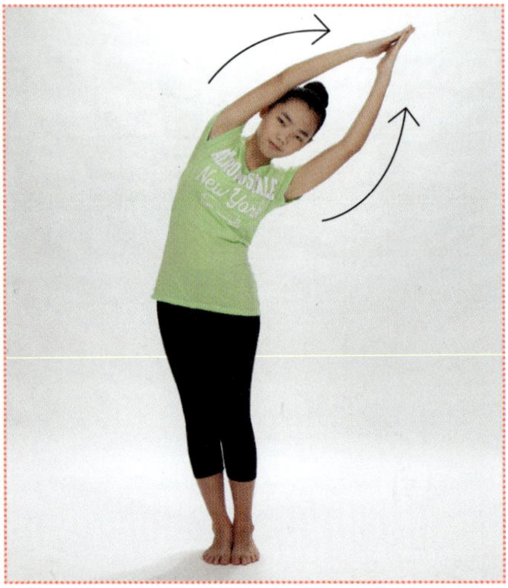

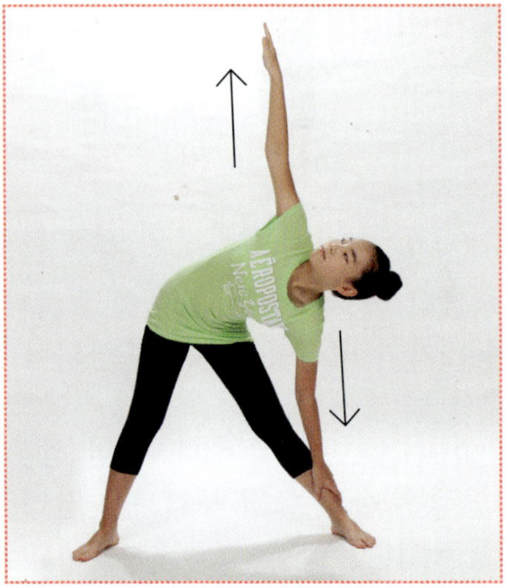

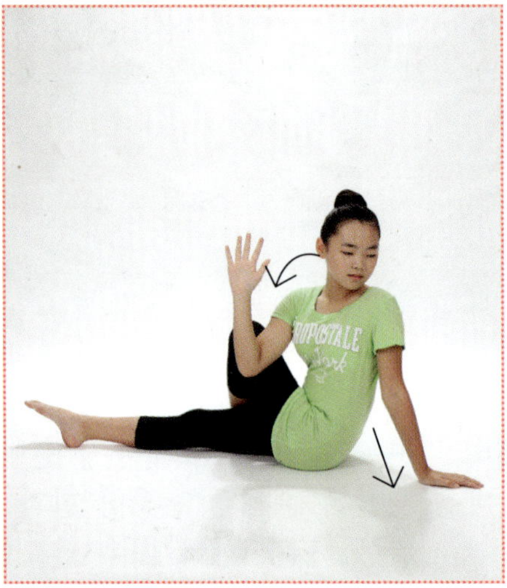

2. 나무 자세

자세 교정, 집중력을 향상시킨다.

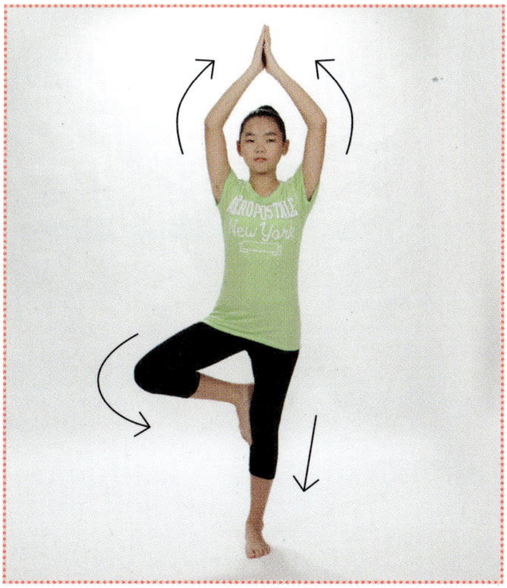

3. 독수리 자세

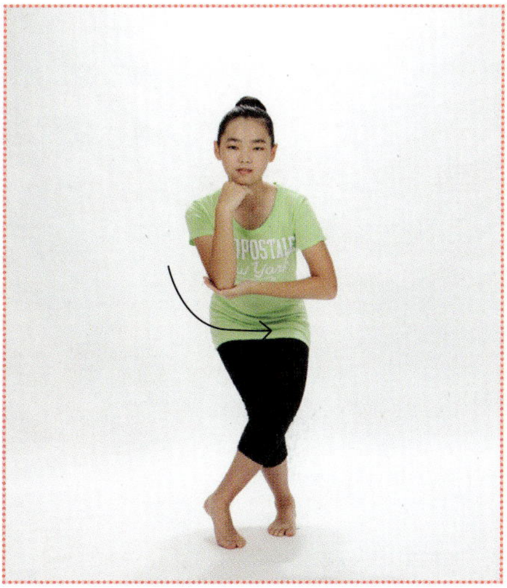

4. 사자 자세

걱정되는 일이나 중요한 일을 앞에 두고 불안할 때 적용하며 기분 전환에 효과가 있다.

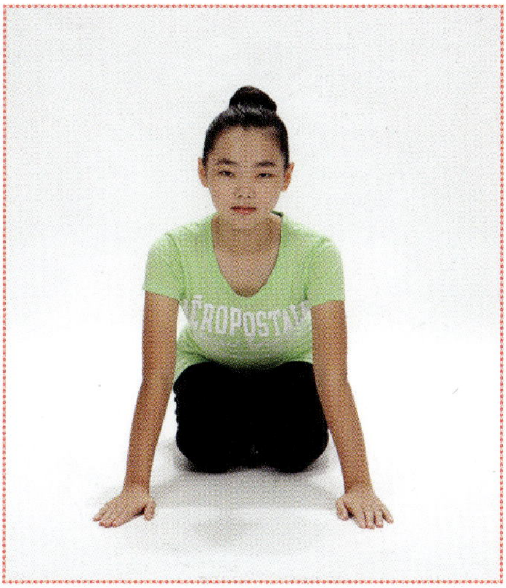

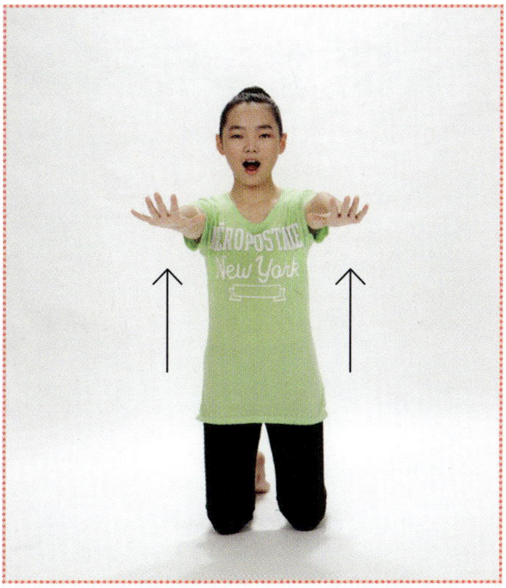

5. 거북이 자세

안정감과 고요함을 느끼고 싶을 때 실시한다. 등을 풀어주는 데 효과가 있다.

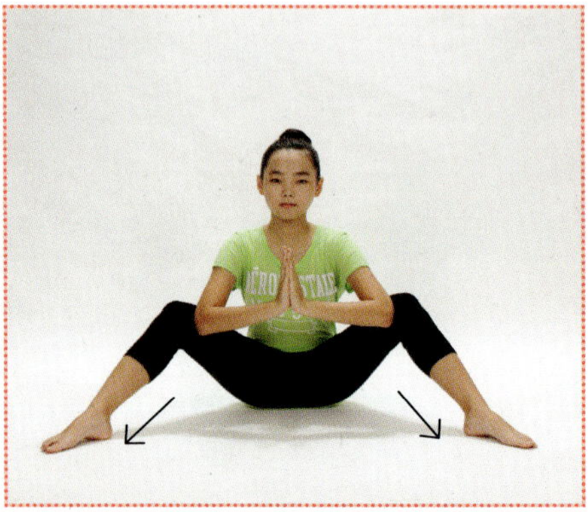

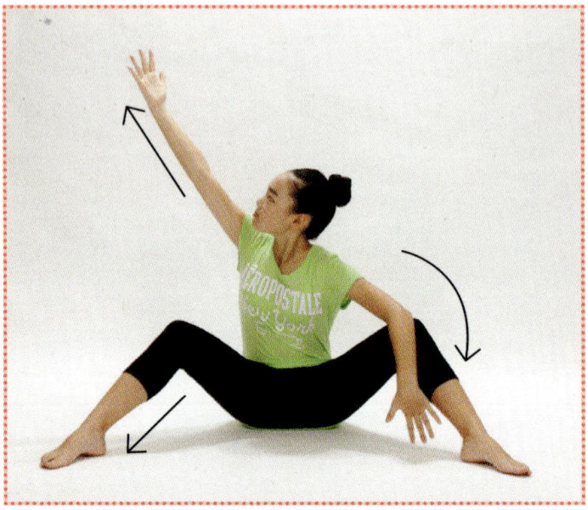

6. 박쥐 자세

생식기관 강화, 소심한 어린이에게 자신감을 불어 넣는다.

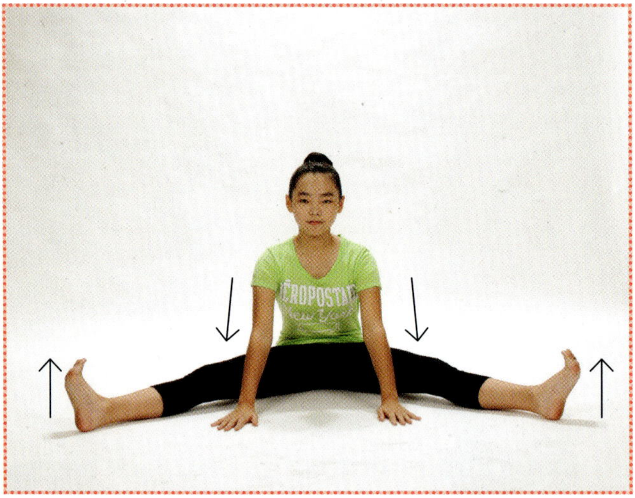

7. 활 자세

과잉행동 장애, 기운이 상승하여 불안하고 잠들지 못할 때, 식욕을 상승시킬 때, 실시한다.

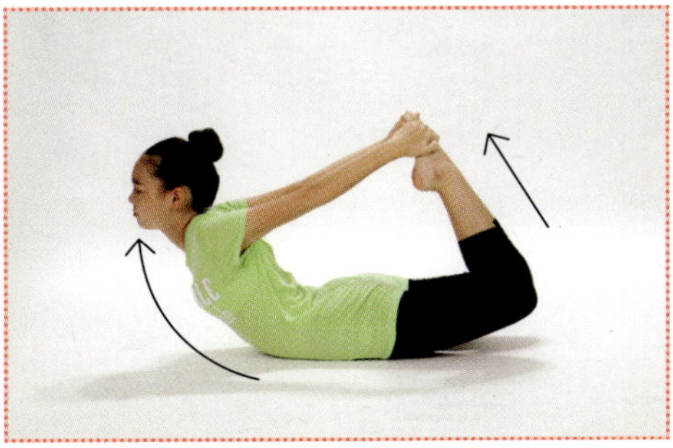

8. 쟁기 자세

비만 어린이의 식사량 조절에 효과가 있다.

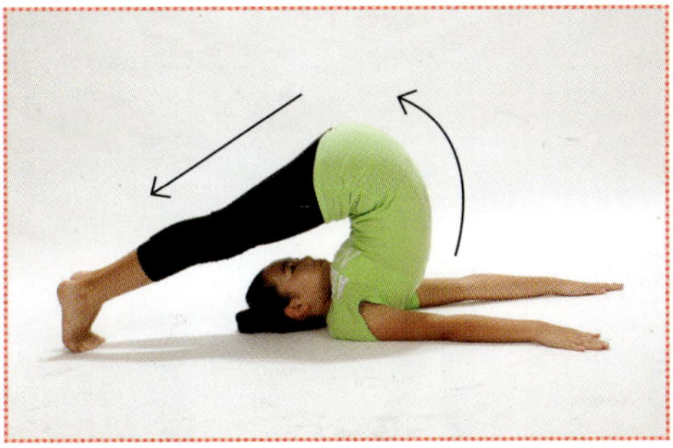

9. 물고기 자세

머리가 맑아지고 마음이 편안해지는 자세이다.

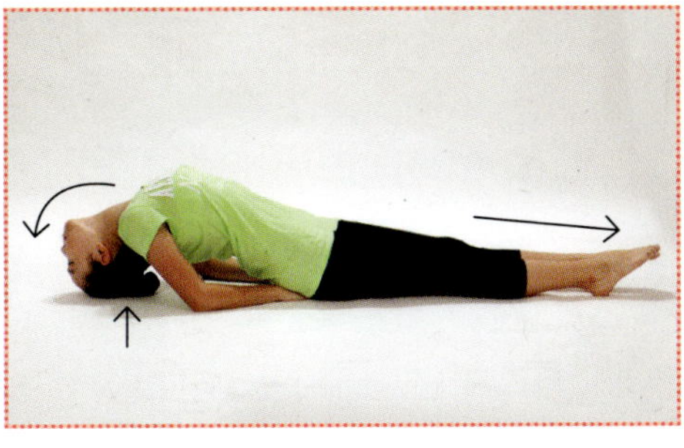

제7장
영재를 위한 창의적인 움직임

1. 알파벳 만들기

짝과 함께 만드는 알파벳(A, E, F, H)

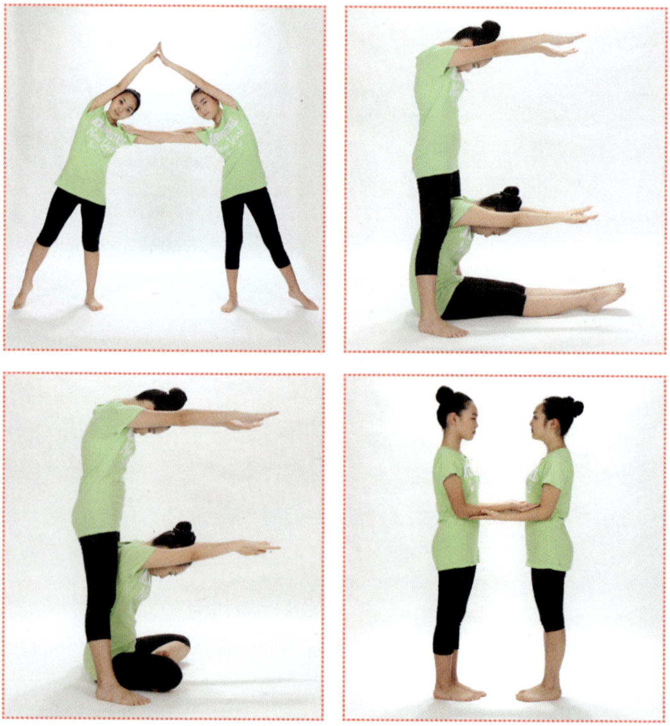

2. 짝과 함께하는 관계 구성

짝과 함께하는 다양한 관계 구성

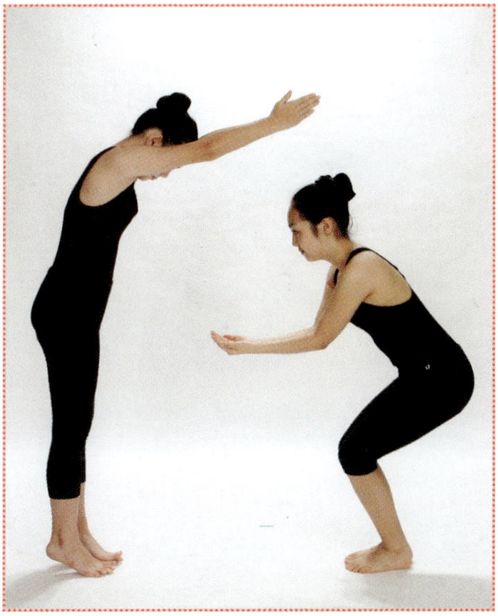

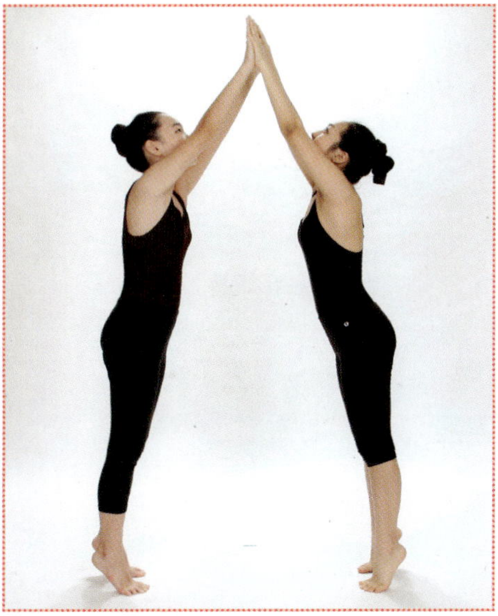

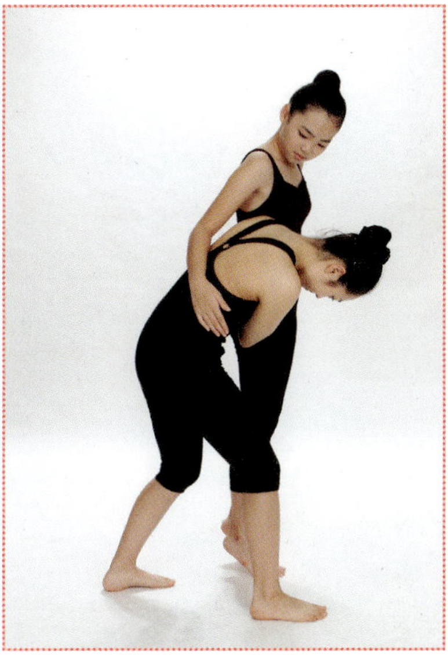

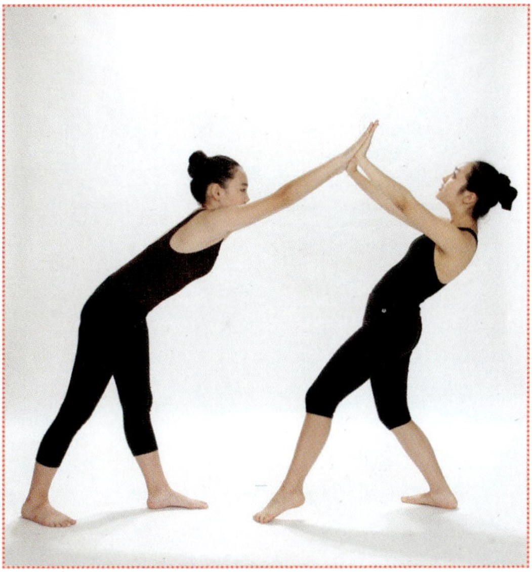

3. 돌아라 기계야

다른 사람의 몸과 자신의 몸으로 균형을 맞추어서 기계를 만든다. 누군가 한 사람을 지탱하기보다는 무게와 위치를 공평하게 나눌 것을 강조한다. 음악은 어린이가 표현한 기계의 효과음을 만든다.

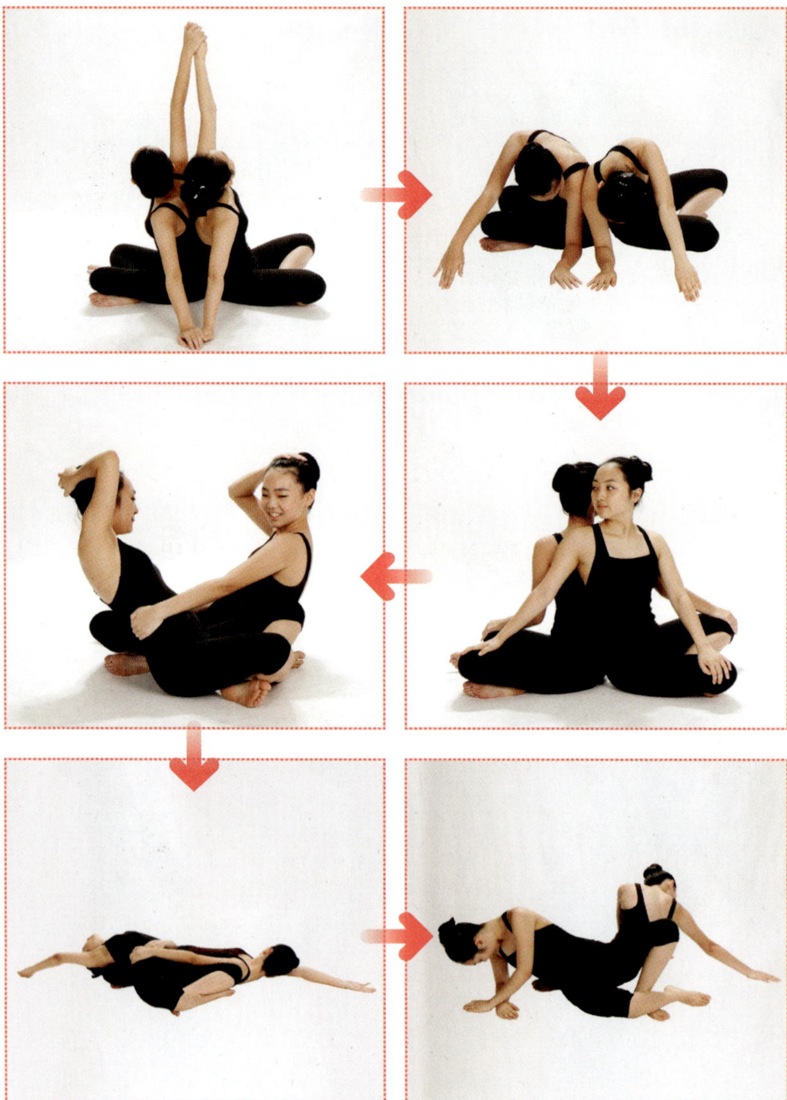

4. 고무줄을 활용한 움직임

고무줄을 가지고, 별, 젓가락 등 다양한 모양의 움직임을 만들어 본다. 3명, 5명등 인원을 변화있게 해본다.

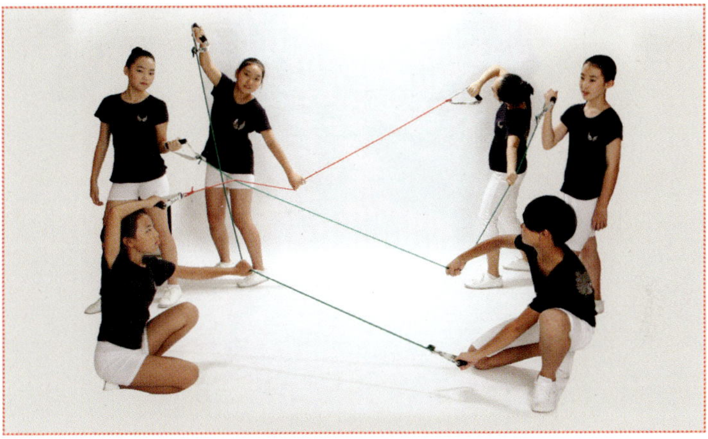

5. 리본과 함께하는 움직임

리본이 가리키는 방향에 따라 춤을 춘다. 앞에서 잡으면 앞으로, 뒤로 잡으면 뒤로, 왼손과 오른손을 번갈아 가며 춘다.

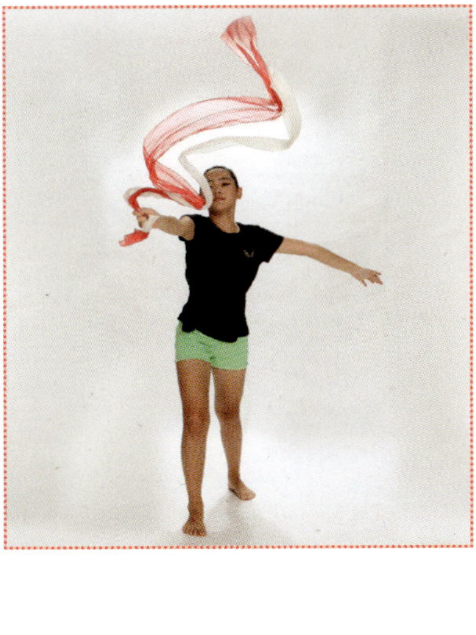

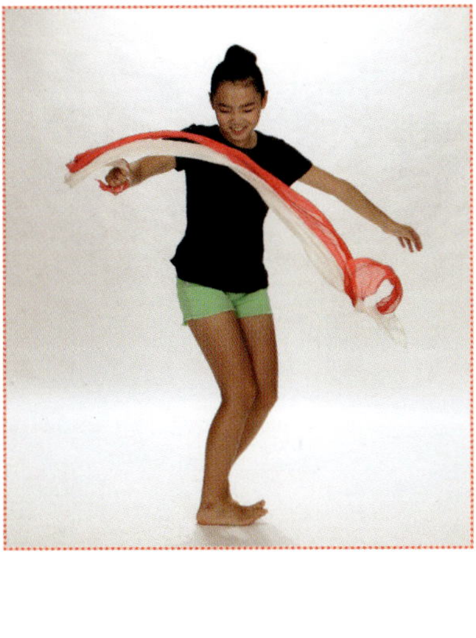

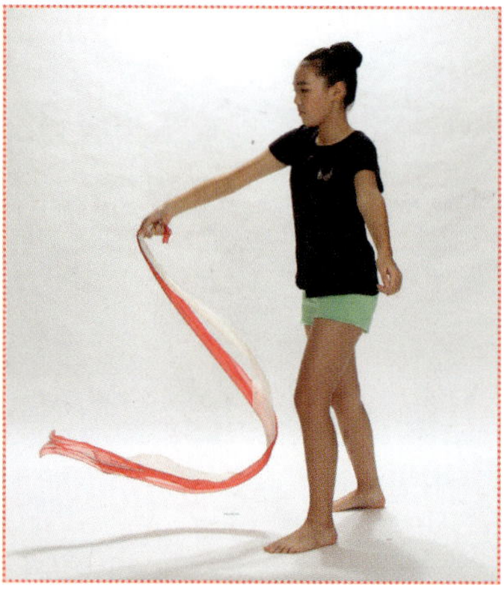
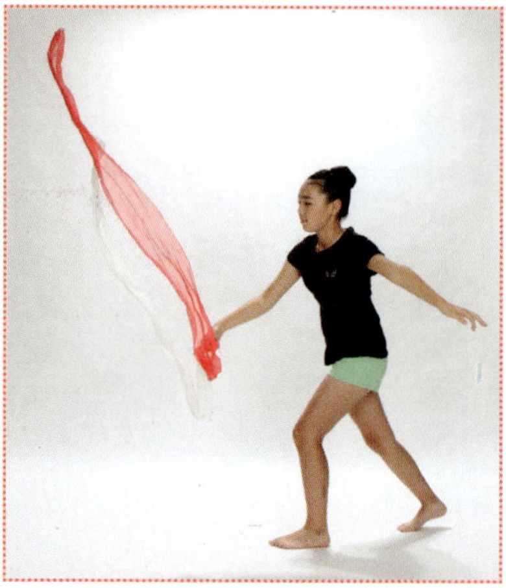

6. 비닐을 날려라

비닐을 위로 올렸다가 내려올 때, 손, 어깨, 팔꿈치, 발이나 등, 몸의 각 부위를 맞추면서 날려본다.

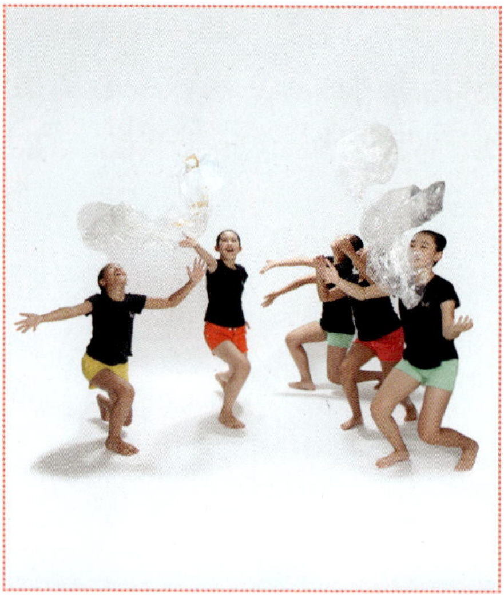
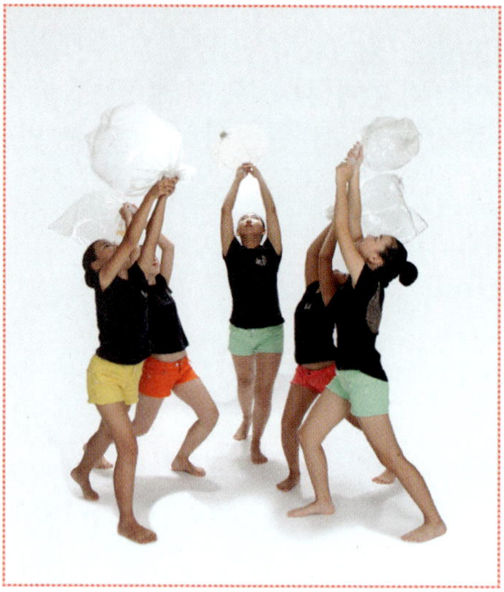

제8장 창의적인 움직임 예

1. 코스모스

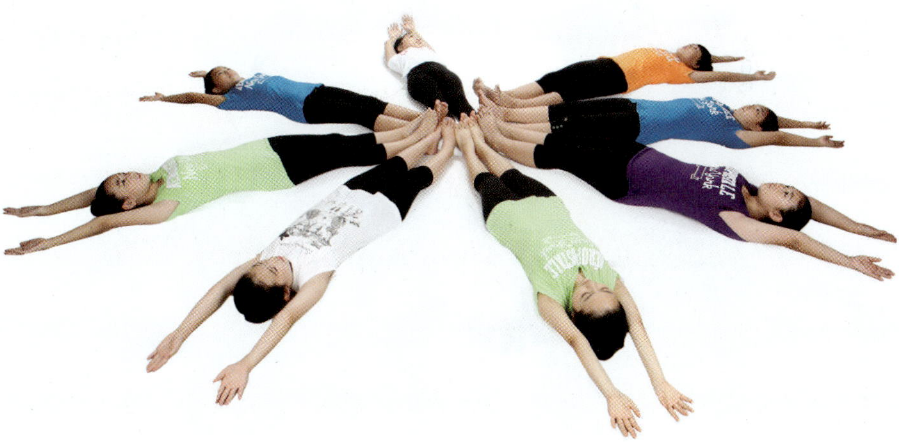

2. 함께 즐기는 디스코 팡팡

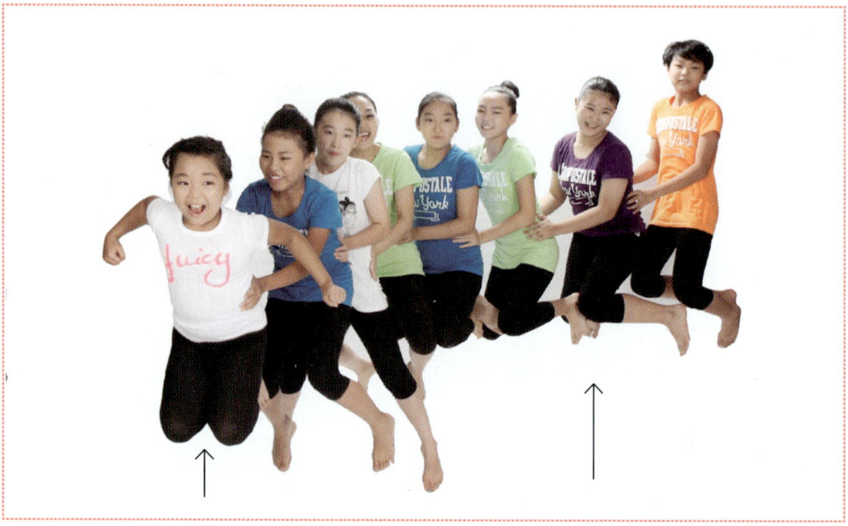

3. 우리 힘을 모아요

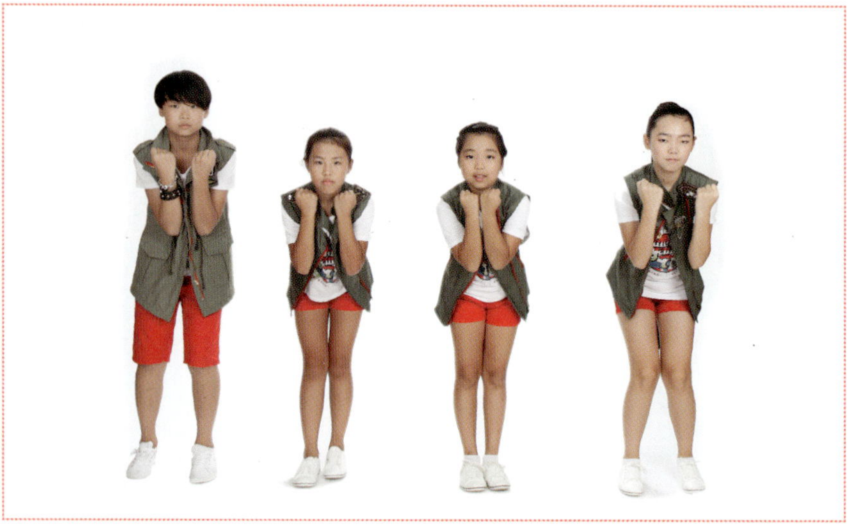

4. 벽돌 쌓기

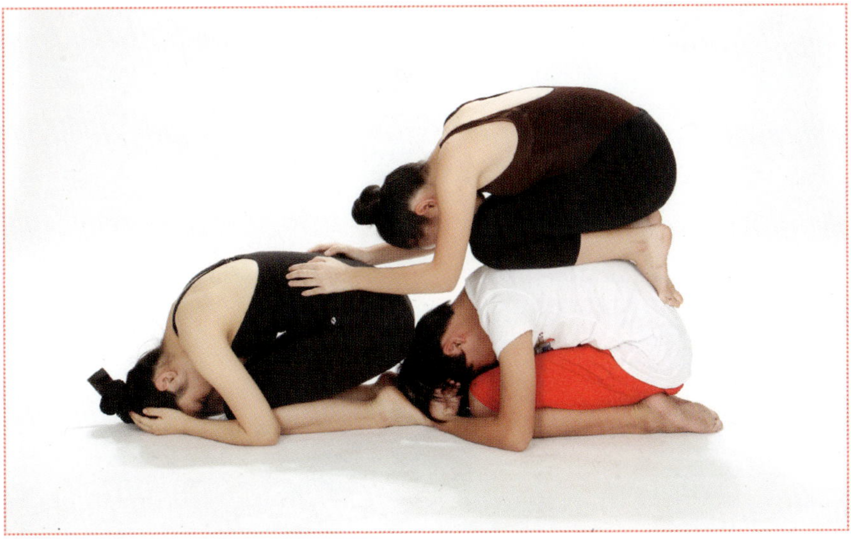

5. 천사들의 합창

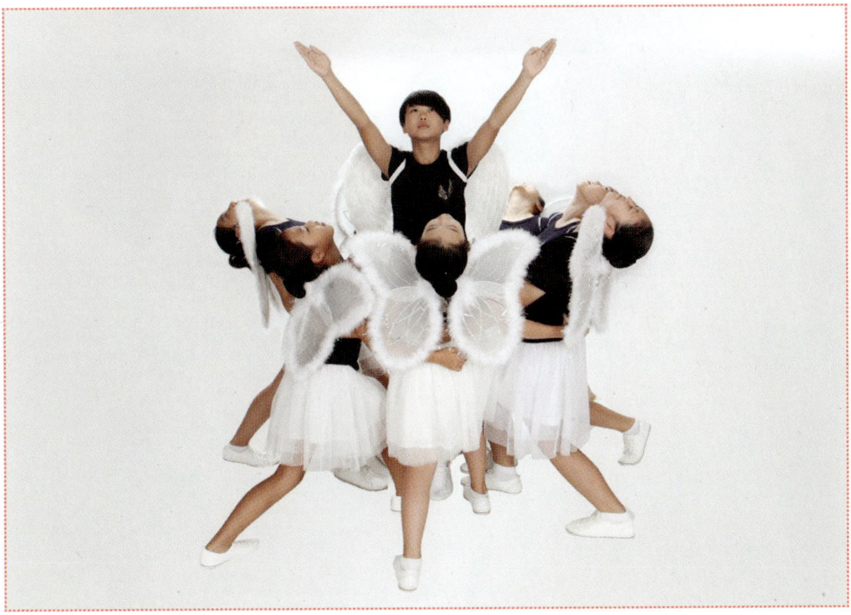

6. 폭포수 속에서

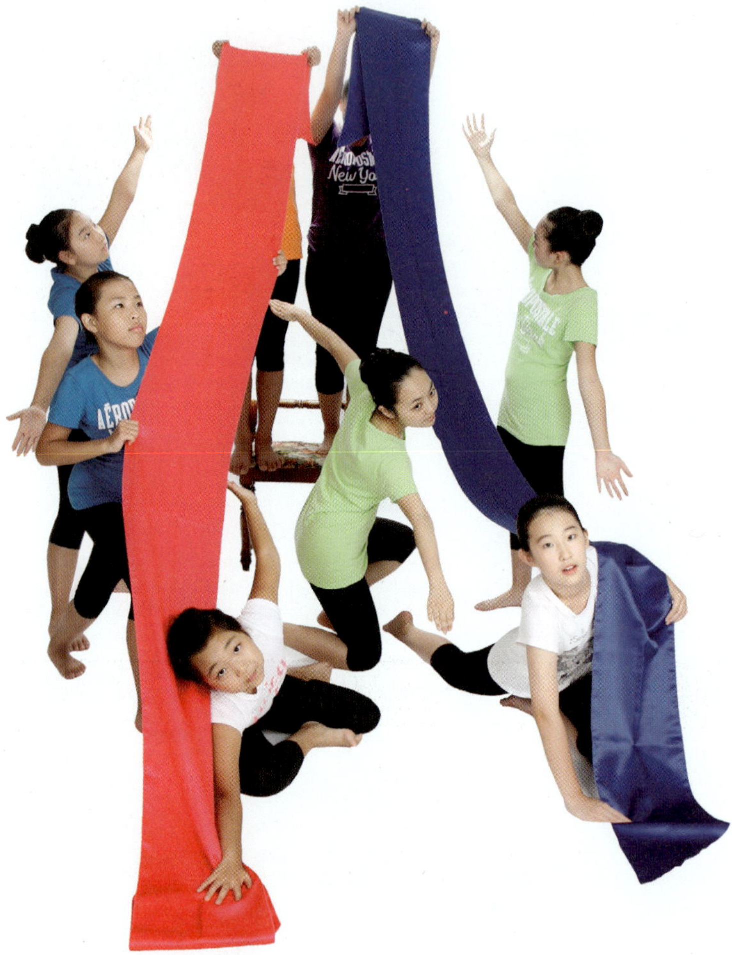

제9장
기구를 응용한 움직임 예

여러 가지 기구를 가지고 다양한 움직임을 만들 수 있다.

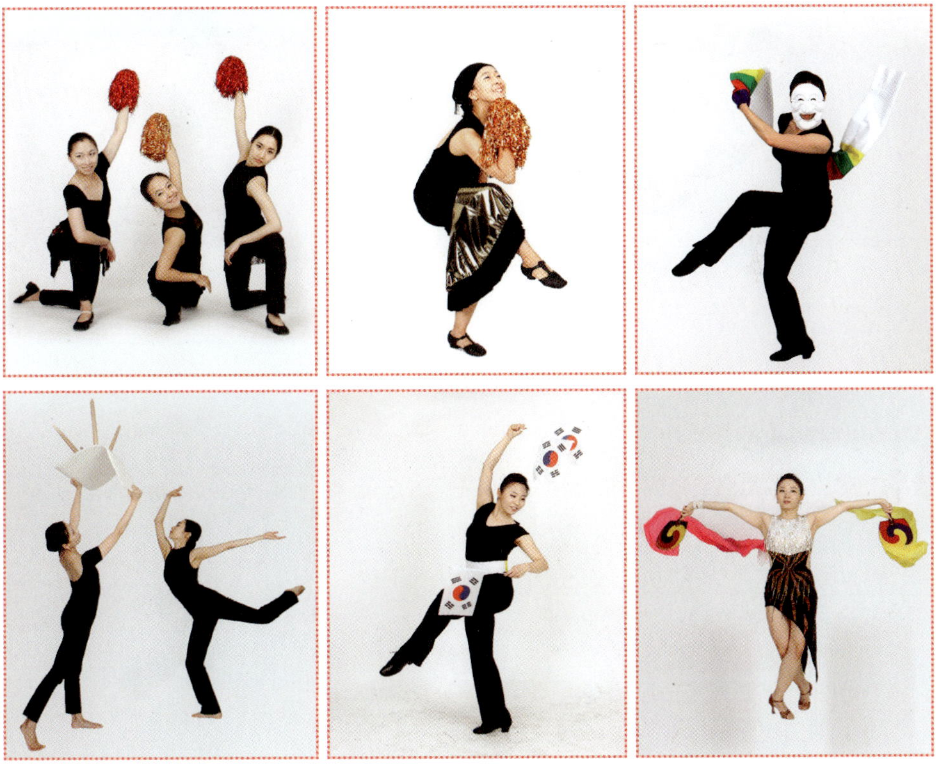

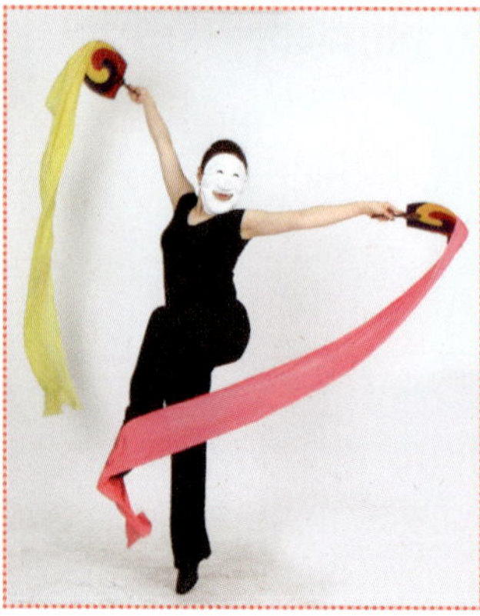
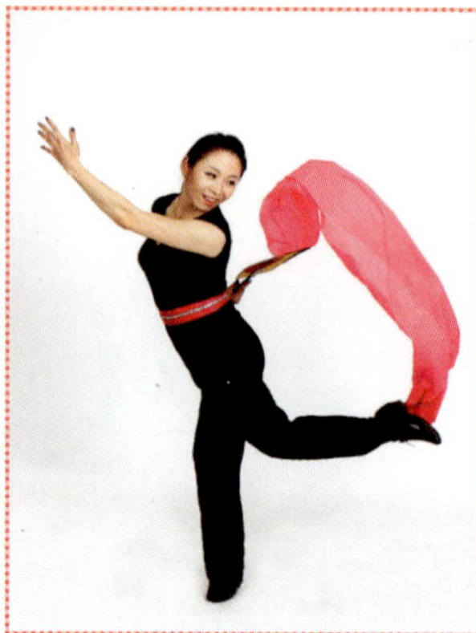
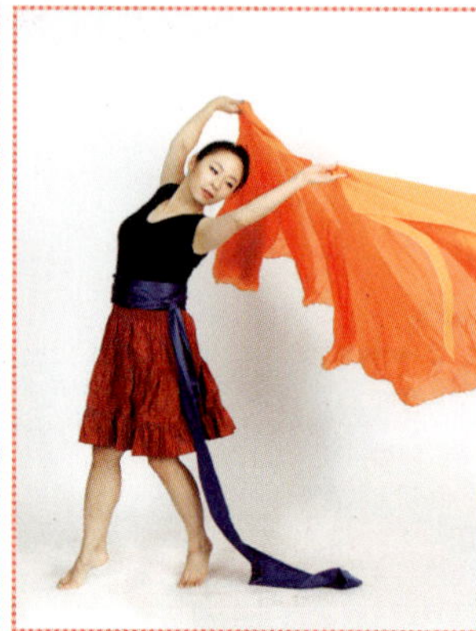
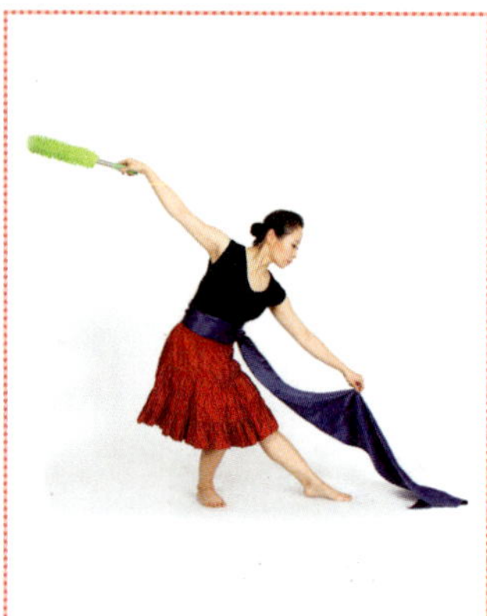
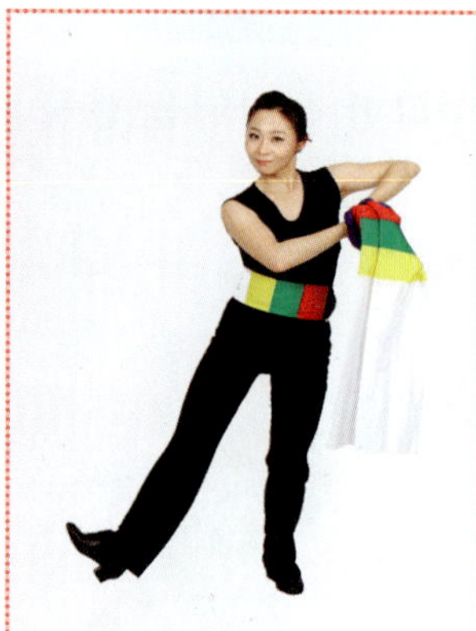
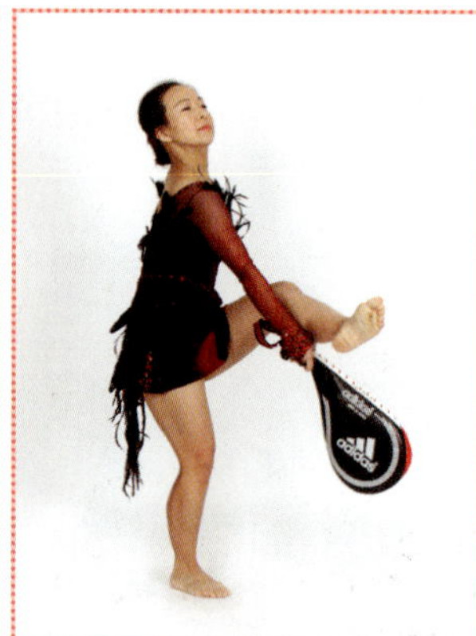
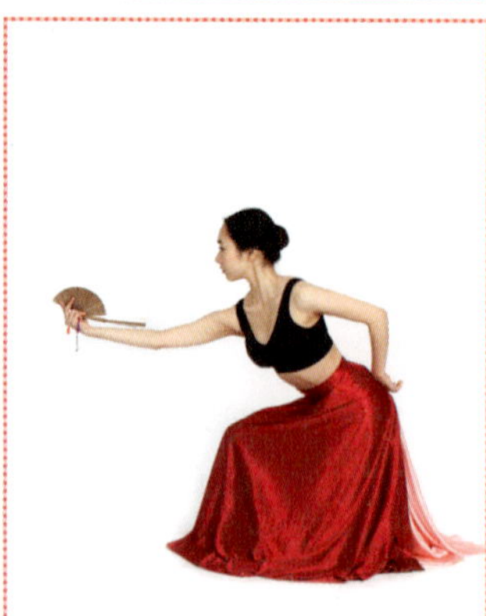
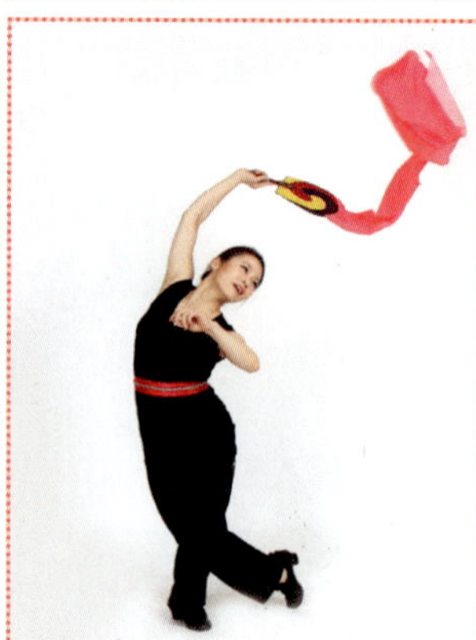
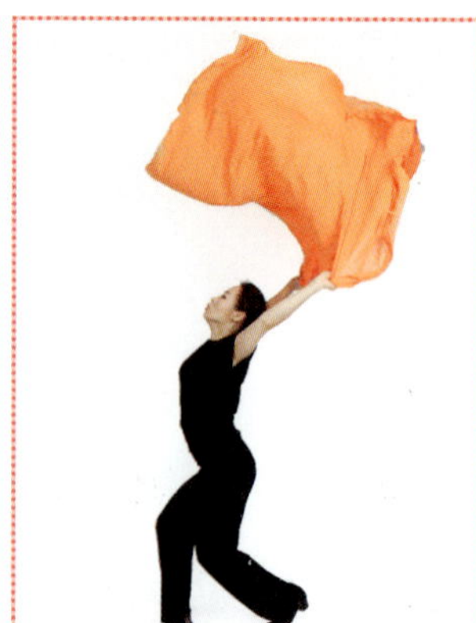

제10장 독도는 우리 땅 (라인댄스)

현재 국제적 문제로 대두되고 있는 "독도는 우리 땅"을 라인댄스 형식의 한국적 춤사위로 만들어 학생들에게 보급시키면서 독도사랑과 애국심을 바탕으로 한 춤의 내용을 누구나 쉽게 따라할 수 있게 만들었다.

A

1. 앞으로 지그재그로 오른쪽부터 나가면서 투스텝(왼손 · 오른손 번갈아 가면서 앞으로 뻗기)

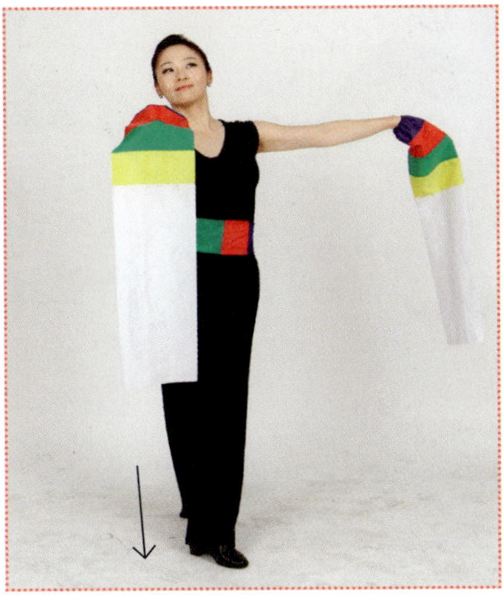

2. 뒤로 일자방향으로 가면서 같은 발 · 같은 손 감으면서 투스텝 4회

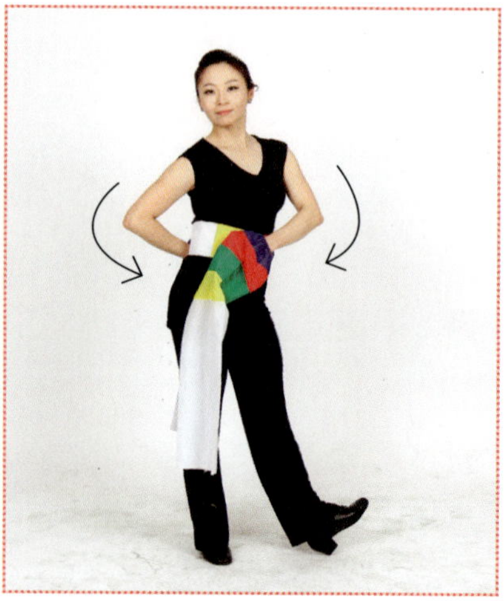

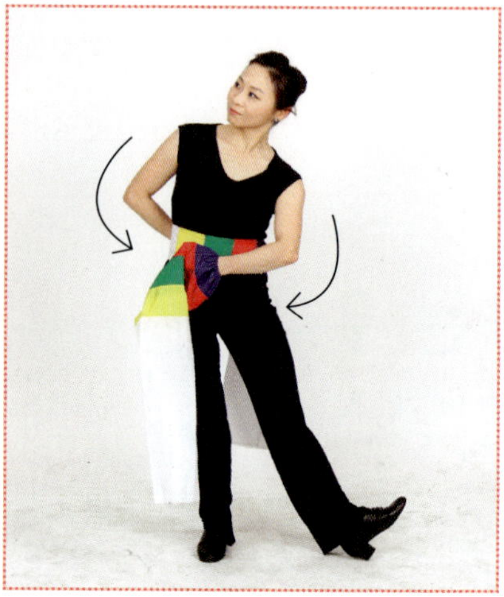

3. 오른쪽방향으로 슬라이드 스텝 후 오른발 · 오른손 감기
 * 반대쪽으로 반복

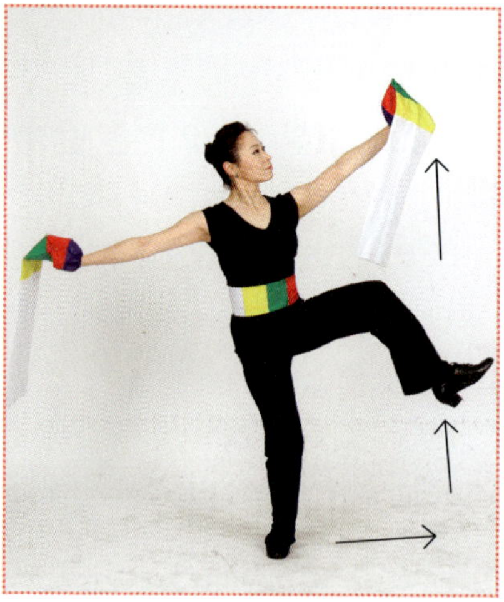

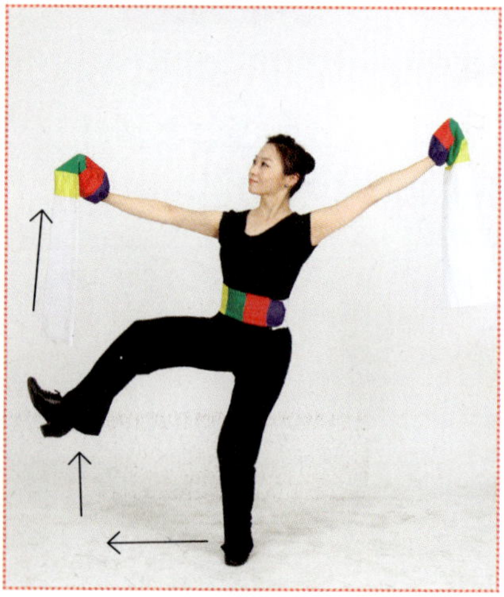

4. 손을 허리에 두고 오른발 뒷꿈치로 옆에 찍고, 모으고 3 스텝 / 왼발 뒷꿈치 찍고 모으고 오른손 경례

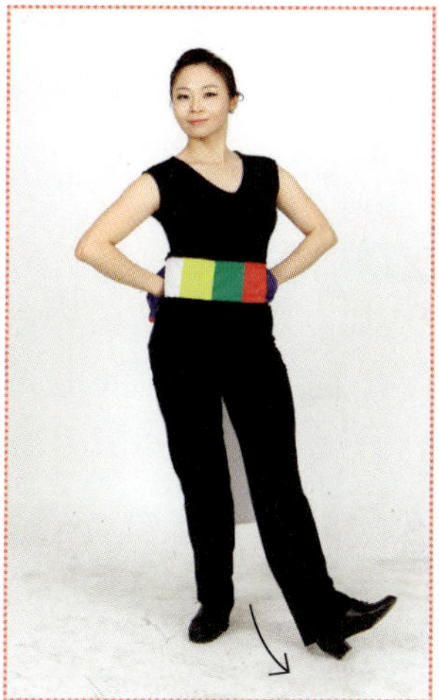
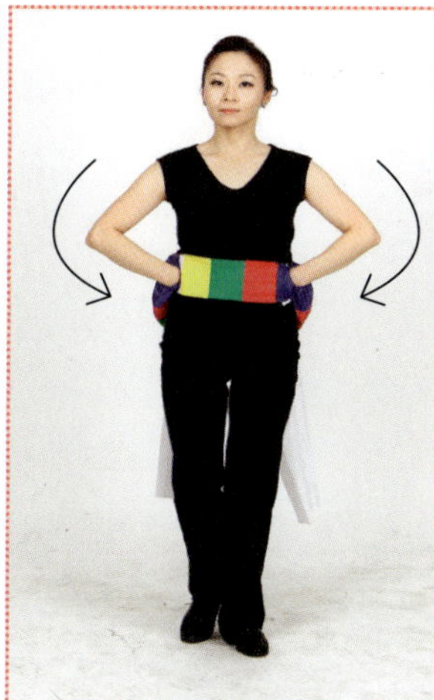
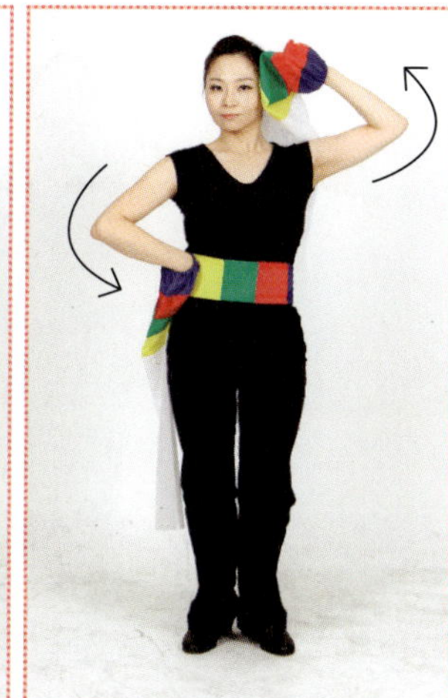

B

1. 오른쪽 옆으로 스텝 4회하면서 왼팔 먼저 메기 동작 4회
   * 반대쪽

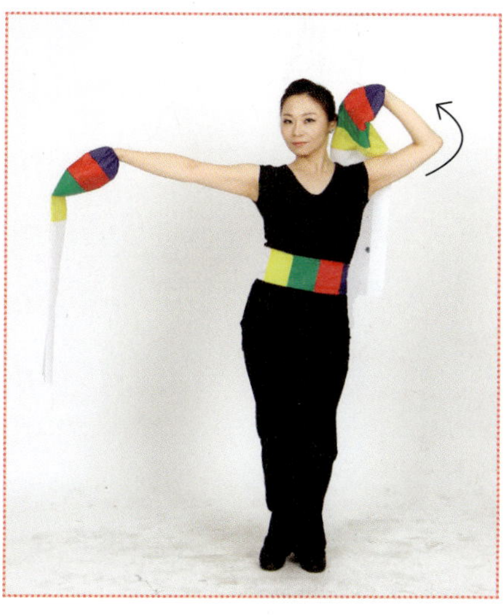
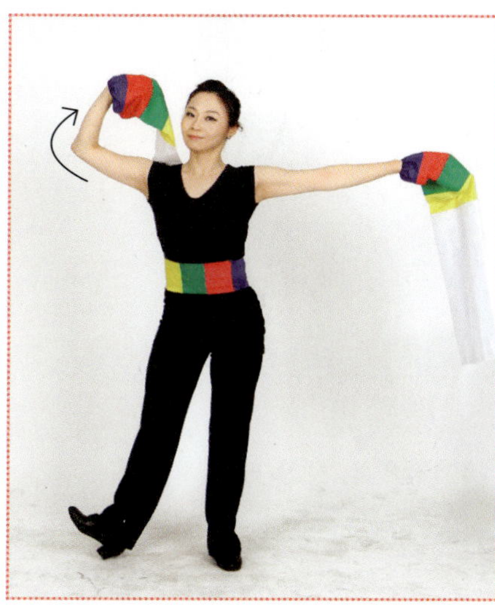

2. 90도 회전하면서 발은 오른발부터 제자리 스텝 4회하고 동시에 팔은 앞으로 뻗어서 손바닥 오른쪽 · 왼쪽 번갈아가며 뒤집기

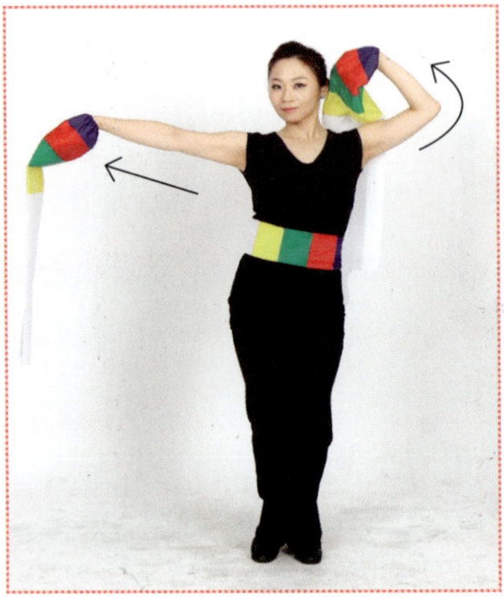

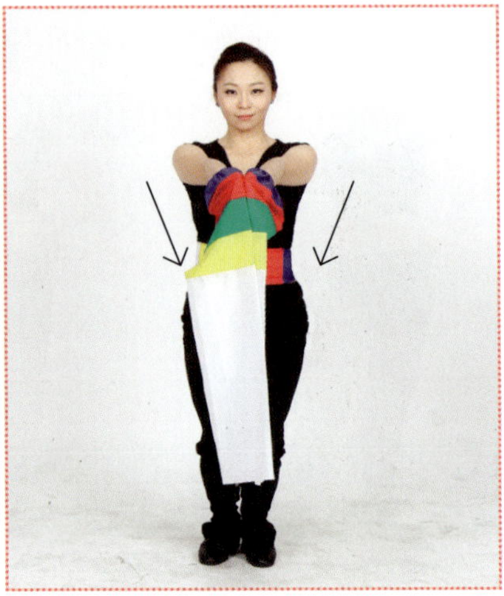

3. 2번과 같지만 팔 위치만 머리 위로 뻗어서 하기

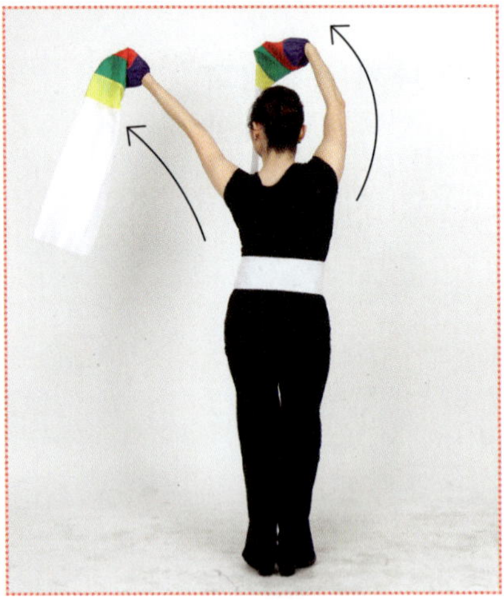

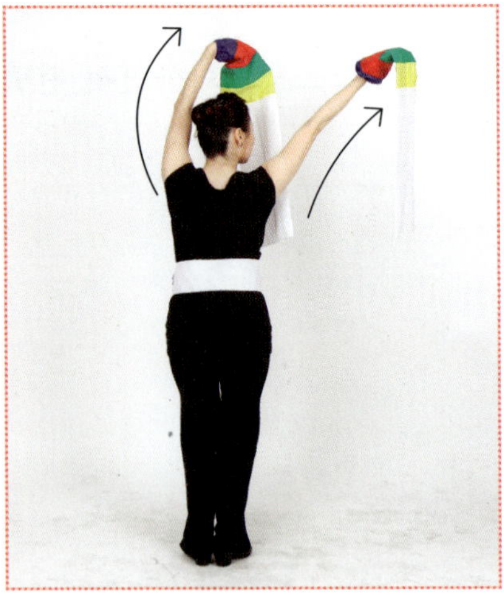

4. 1번~4번과 같음

C

1. 오른발부터 엇갈리게 중심이동시키면서 뛰고 네 번째에 왼발을 들며 크게 뛰기(팔은 허리에 손) * 반대쪽 실시

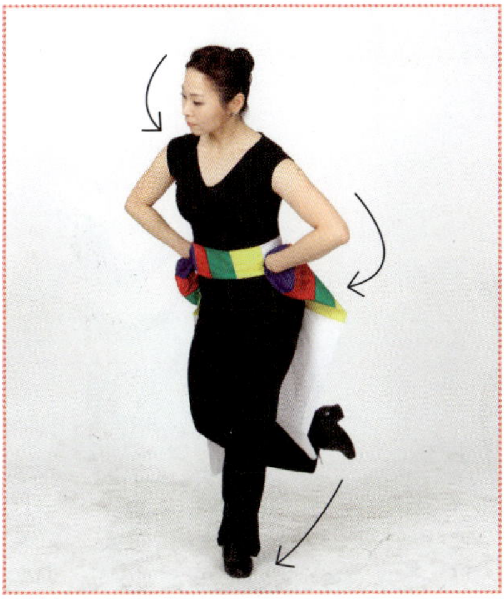

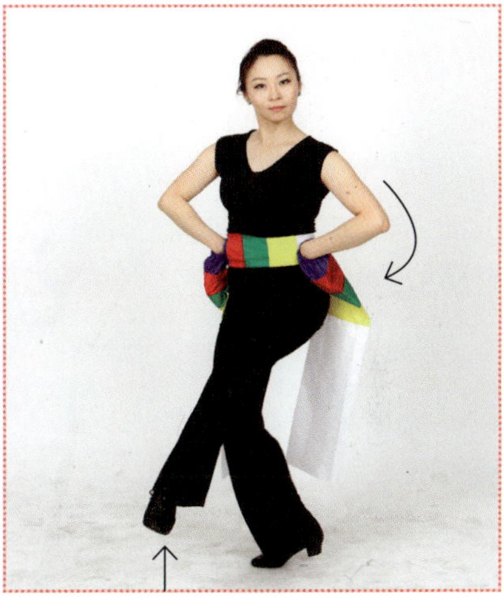

2. 제자리에서 좌우 감기동작 반복

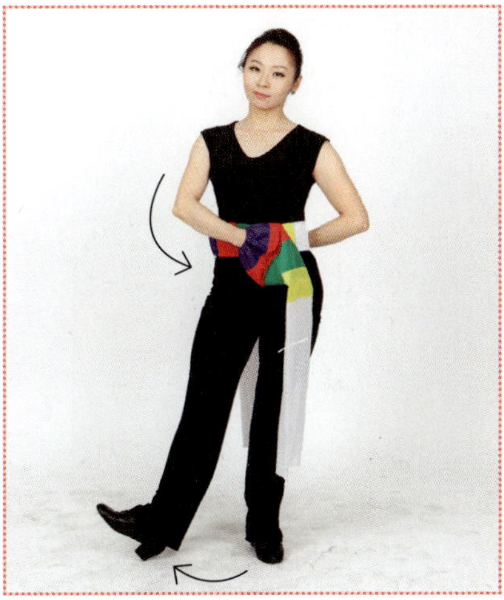

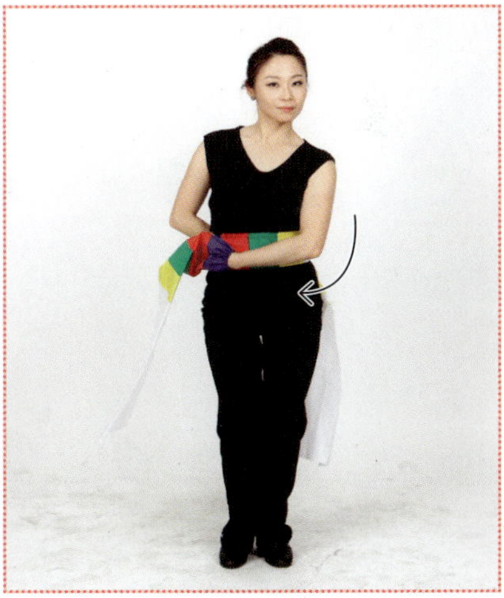

3. 1번과 2번을 반복

D (나레이션 부분)

1. 왼손을 앞으로 뻗은 상태에서 오른손으로 박수를 치고 오른쪽 옆방향으로 작은 원을 두개 그리면서 팔을 옆으로 벌리고 다시 돌아오면서 작은 원 하나 그리고 다시 박수치기

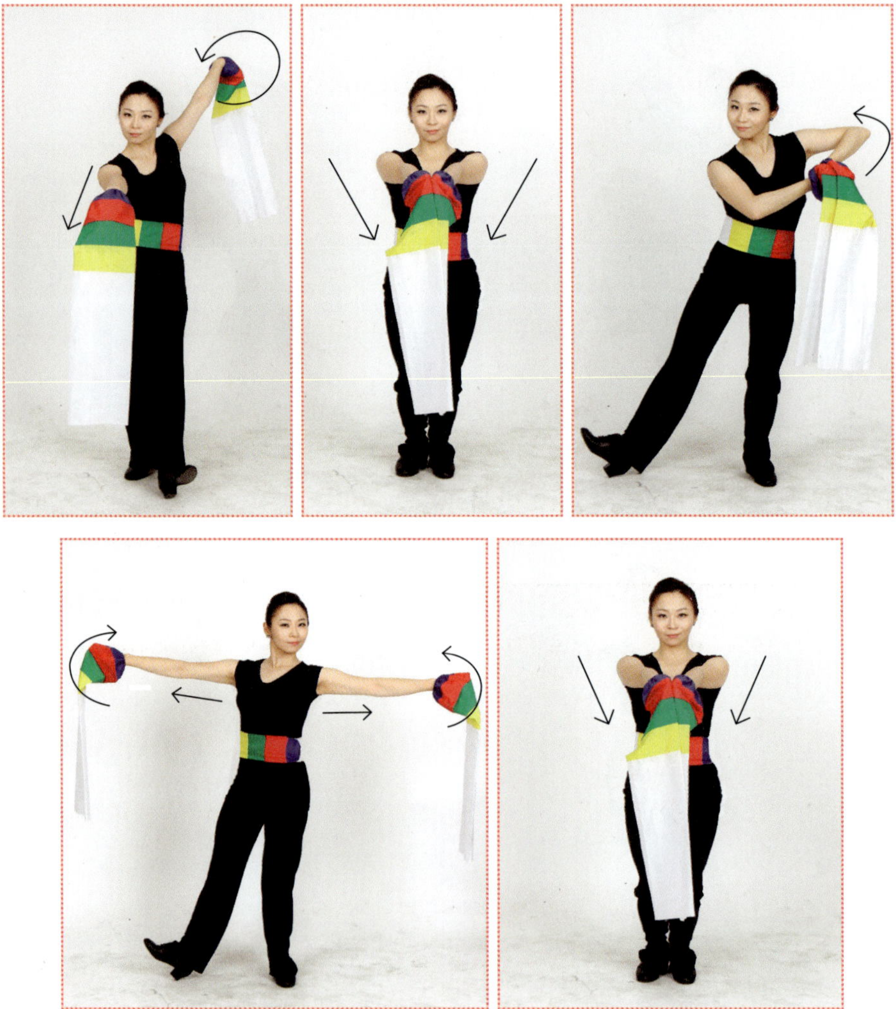

2. 두 손을 마주잡은 채로 오른쪽으로 크게 원을 그리며, 발은 오른쪽 스텝 하나 찍고 다시 모으기

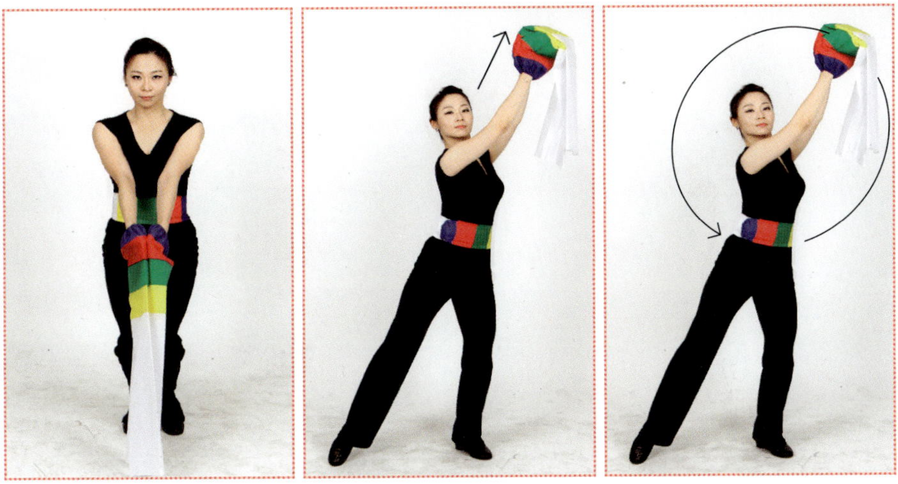

3. 1번 반복
4. 양팔 옆으로 벌려서 손바닥 뒤집기 2박자에 4회 실시

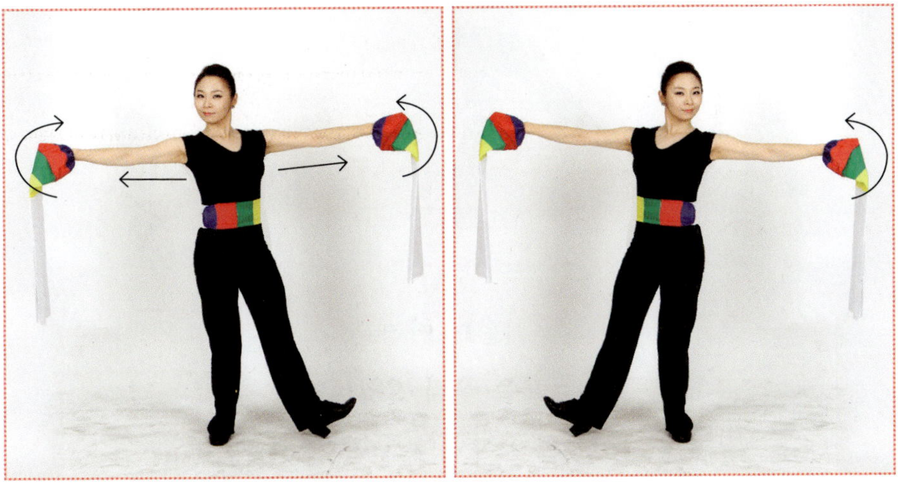

5. 1번~4번을 3회 반복하고 세 번째에 양팔로 머리 위 하트를 만들어 줌

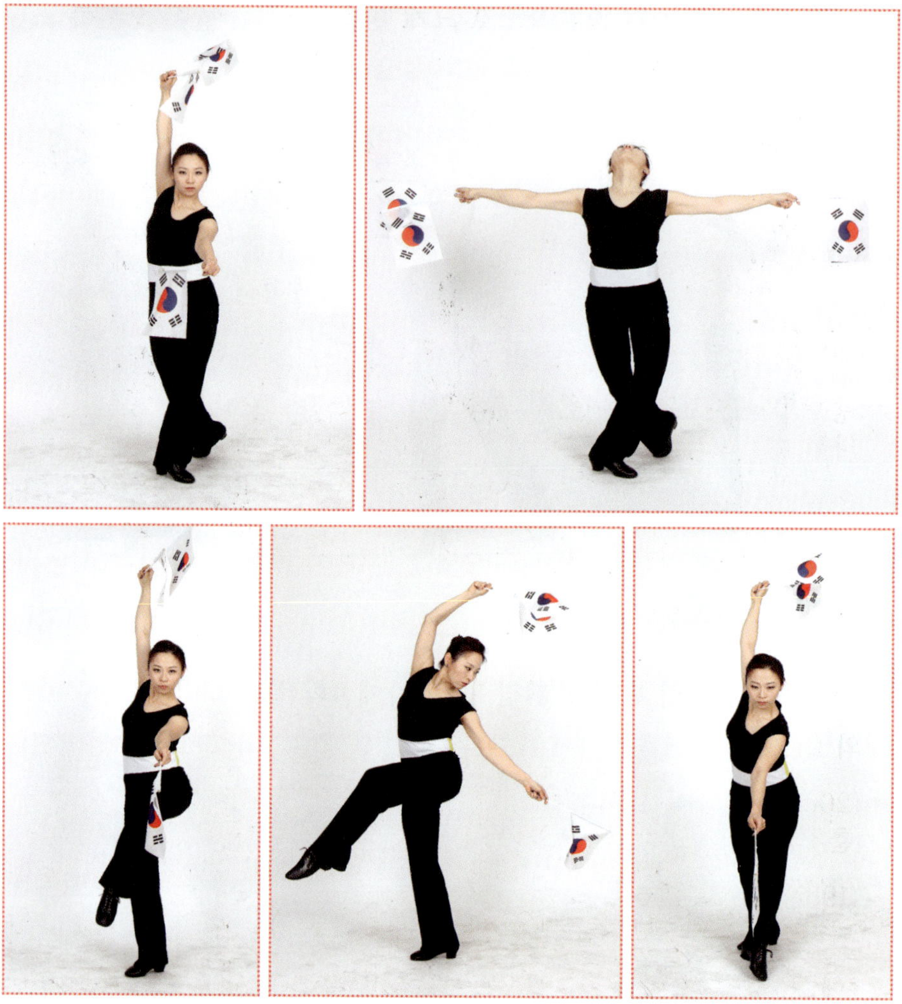

어린이 여러분!

독도는 우리 땅입니다.

모든 어린이들이 한자리에 모여 오늘도, 내일도,

“독도는 우리 땅이다.” 이라고 외쳐야 합니다.

참고문헌

교육부 (1996)「**초등학교 교사용지도서**」서울; 국립교과서주식회사

김두련 (1997)「**아동의 창의성 향상을 위한 창작무용 프로그램 개발과 현장 적용에 관한 연구**」명지대학교 대학원 박사학위논문

______ (2011)「**교사를 위한 라인댄스**」한국학술정보

______ (2014)「**예술을 통한 무용교육**」도서출판 나무미디어

______ (2016)「**춤, 무용, 댄스**」서울; 혜민라이프

김두련, 송미숙, 박은규, 서예원 (2015)「**초등무용교수법**」도서출판 나무미디어

김영환 외 4 (2008)「**라인댄스**」대한미디어

김영실 (1991)「**무용교육에 있어서 창의성 개발에 관한 연구**」이화여자대학교 대학원 석사학위논문

송수남 (1991)「**창의적 무용움직임이 언어, 인지, 기술발달에 미치는 영향**」한양대학교 대학원 박사학위논문

이인표 외 (2003)「**중학교 체육**」비상교육

임원아 (2008)「**요가체조가 초등학교의 감성지수에 미치는 영향**」춘천대학교 대학원 석사학위 논문

육완순 (1986)「Rudolf Von Laban**에 관한 연구**」한양대학교 대학원 박사학위논문

존. P 파메라, 김두련, 박순이역 (1995)「**리듬활동과 무용**」도서출판 금광

한국교육과정평가원 (2013)「**미래사회 대비국가 수준 교육과정 방향탐색, 정의적 체험활동**」서울; 한국교육과정평가

fowkr.J. (1971)「Dance as Education, Washington」washington D.C.4.

Laban, R. (1968)「Moern Education Dance」Lodon Mc Donald and Evans,30.

모델 프로필

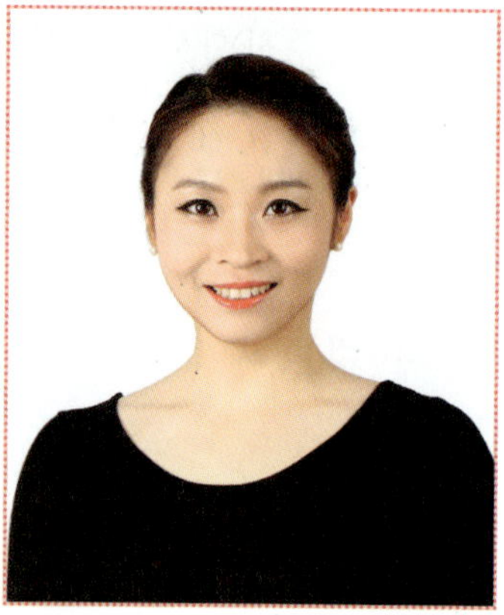

김지연

서울교육대학교 초등체육교육 석사
서울신당초등학교 교사
한국초등무용학회 이사
댄스스포츠 라틴 아마추어선수

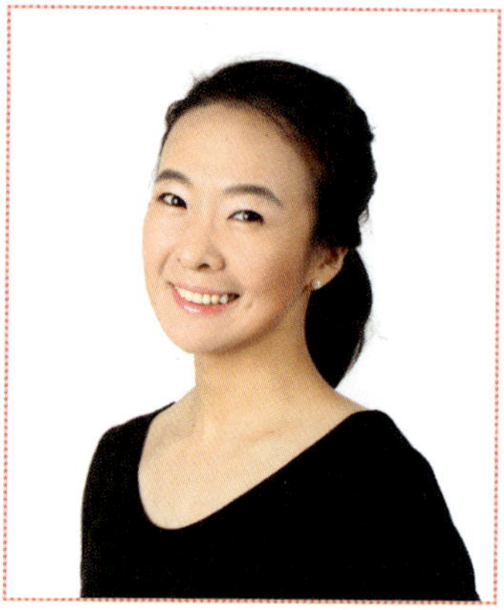

박인실

연세대학교 체육학과 박사
상명대학교, 연세대학교 강사
한국초등무용학회 이사
한국문화교육학회 이사

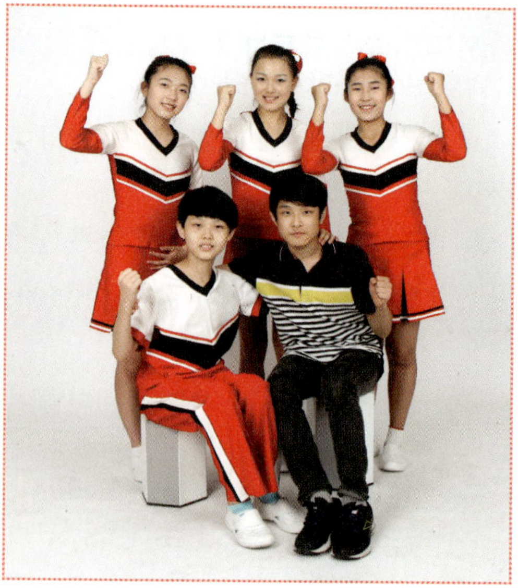

신당초등학교 학생들

찾아보기

한국 초등 무용학회

(The Korean Socisty Of Elementary School)

한국 초등 무용학회는 1988년에 창립한 한국국민학교 연구회로 김두련 교수를 중심으로 전국 교육대학교 무용교수로 이루어진 초등교사 양성을 위한 학회이다.

창립당시 윤희상 교수 (춘천교대), 오세복 교수 (부산교대), 박순이 교수 (대구교대), 차옥수 교수 (진주교대), 김미자 교수 (서울교대), 김정자 교수 (교원대학)와 함께 하였다.

국민학교 명칭이 초등학교로 개명되면서 한국국민학교 연구회는 한국 초등 무용학회로 탄생하면서 전국 교육대학교 무용교수도 바뀌게 되었다.

오세복 교수 (부산교대), 박은규 교수 (대구교대), 송미숙 교수 (진주교대), 황명자 교수 (춘천교대), 강민수 교수 (전주교대), 서예원 교수 (청주교대), 이정연 교수 (서울교대), 박숙자 교수 (공주교대), 이강순, 황규자 교수 (경인교대), 홍예주 교수 (제주대학)

한국 초등 무용학회는 학술 세미나, 학회지 발간, 초등무용 경연대회, 초등무용 교재 발간 등 무용 교수님들의 많은 노력으로 오늘에 이르렀다.

현재 코로나19로 세계적으로 경제가 어렵고 대면이 힘든 상황이지만 전국교대 무용교수님들은 온라인 수업을 통해서 학생들에게 수업을 전개하고 있으며 대면할 수 없는 상황에서도 교재연구를 잠정적으로 하며 결실물을 내고 있는 실정이다.

코로나19로 힘든 상황이지만 우리 모두가 이 시기를 잘 극복하여 전국의 어린이 및 교사, 학부모, 교수님들이 한자리에 모일 수 있는 날을 기대하면서 모든 교수님들을 대표하여 이 글을 쓴다.

2021년 1월

한국초등 무용학회장 김두련 배상

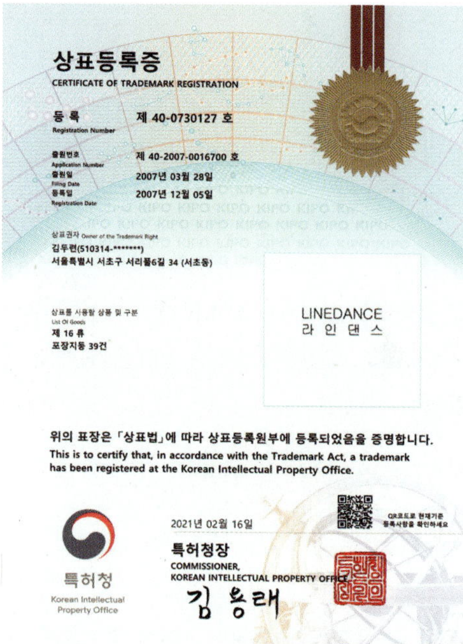

상표등록증
CERTIFICATE OF TRADEMARK REGISTRATION

등록 Registration Number 제 40-0730127 호

출원번호 Application Number 제 40-2007-0016700 호
출원일 Filing Date 2007년 03월 28일
등록일 Registration Date 2007년 12월 05일

상표권자 Owner of the Trademark Right
김두련(510314-*******)
서울특별시 서초구 서리풀6길 34 (서초동)

상표를 사용할 상품 및 구분 List Of Goods
제 16 류
포장지등 39건

LINEDANCE
라 인 댄 스

위의 표장은 「상표법」에 따라 상표등록원부에 등록되었음을 증명합니다.
This is to certify that, in accordance with the Trademark Act, a trademark has been registered at the Korean Intellectual Property Office.

2021년 02월 16일

특허청장
COMMISSIONER,
KOREAN INTELLECTUAL PROPERTY OFFICE
김 용 래

특허청
Korean Intellectual Property Office

본 라인댄스에 대한 상표는 제40-0730127호로 대한민국 특허청에 상표등록된 것으로서, 이의 무단복제, 가공, 배포시에는 민사상 손해배상은 물론 지적 보호관리 법률에 의하여 형사 처벌을 받을 수 있습니다.

어린이를 위한

라인댄스

초판인쇄 2021년 2월 28일
초판발행 2021년 3월 10일
지 은 이 김두련
펴 낸 곳 도서출판 나무미디어
주 소 경기도 성남시 분당구 정자일로 30, 107동 1002호
전 화 (031) 712-9489
팩 스 (031) 602-9489
이 메 일 injae8005@hanmail.net
출판등록 제2016-000031호
ISBN 979-11-86756-19-5(13690)

정 가 12,000원